U0350871

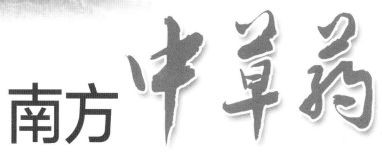

南方中草药
识别与家庭应用

姬生国　刘基柱　主编

羊城晚报出版社
·广州·

图书在版编目（CIP）数据

南方中草药识别与家庭应用／姬生国，刘基柱主编.
—广州：羊城晚报出版社，2016.3
ISBN 978-7-5543-0292-7

Ⅰ．①南…　Ⅱ．①姬…　②刘…　Ⅲ．①中药鉴定学
Ⅳ．①R282.5

中国版本图书馆CIP数据核字（2016）第027678号

南方中草药识别与家庭应用

Nanfang Zhongcaoyao Shibie yu Jiating Yingyong

策划编辑	朱复融
责任编辑	朱复融
责任技编	张广生
装帧设计	友间文化
责任校对	何琳玲
出版发行	羊城晚报出版社
	（广州市天河区黄埔大道中309号羊城创意产业园3—13B　邮编：510665）
	网址：www.ycwb-press.com
	发行部电话：（020）87133824
出 版 人	吴 江
经　　销	广东新华发行集团股份有限公司
印　　刷	佛山市浩文彩色印刷有限公司
规　　格	787毫米×1092毫米　1/16　印张11　字数150千
版　　次	2016年3月第1版　2016年3月第1次印刷
书　　号	ISBN 978-7-5543-0292-7 / R·228
定　　价	39.00元

本书承广州市科技计划项目"数字化岭南药用植物图集
的建立"（科普作品创作）的资助出版。

项目编号：2014KP000051

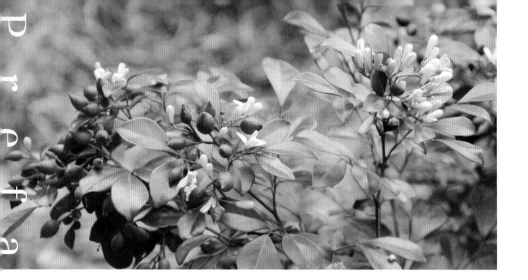

前言

　　本书选取的中草药种类以《中华人民共和国药典》《广东省中药材标准》《中华本草》等收载的岭南地区广泛应用的为主，共165种。附有原植物整体图和局部特写图500余幅。按药物的功效分为17章。

　　部分药用植物以不同部位入药，以其最常用的入药部位进行描述，其余则在附注中进行备述。如桑叶、桑枝、桑葚及根皮（桑白皮）；紫苏叶、紫苏子及紫苏梗；桂皮及桂枝等。另有具多种植物来源的，也根据岭南地区用药习惯作了收载。如紫苏收载了紫苏、白苏、鸡冠紫苏；海金沙收载了海金沙、小叶海金沙、曲轴海金沙、掌叶海金沙；蔓荆收载了蔓荆、单叶蔓荆等。

　　各章所收载品种均采用图文并茂的形式进行介绍。每种中草药均概述了其名称、学名、别名、识别特征、生长环境和分布、药用部位、性味功效、用法用量及药方选录等；并佐以原色图片，其包括了原植物整体图像和各特征部位特写图像，照片均由编著者实地拍摄，注重表现原植物的形态特征，特别是叶、花、果及与其他同属植物的区别特征，以便读者在应用过程中更加准确地加以鉴别和应用。

　　本书不仅内容丰富，而且易学实用，是一部针对岭南地区用药特色的中草药科普作品。

　　编著本书的参考资料有《中华人民共和国药典》《中国植物志》《广东植物志》《中华本草》《全国中草药汇编》及《中药大辞典》。

　　由于整理和编写的水平有限，疏漏之处请读者多加指正。

目录
contents

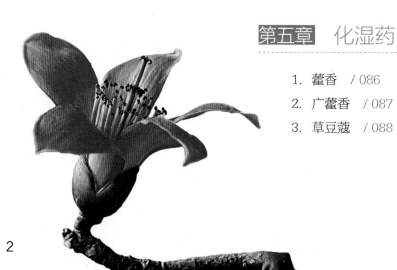

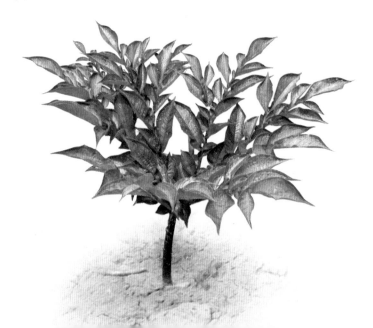

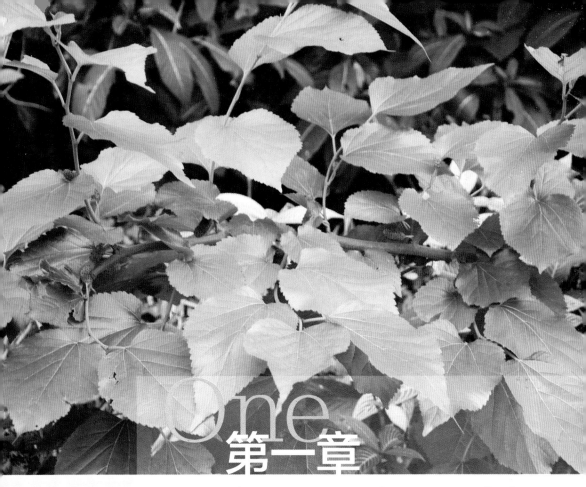

One

第一章
解表药

01 沙葛

豆科

Pachyrrhizus erosu (Linn.) Urb.

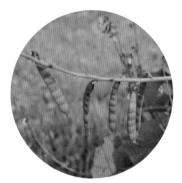

果实

【别　　名】凉薯、葛薯、地瓜、凉瓜或豆薯。

【识别特征】粗壮缠绕藤本。根块状，纺锤形或扁球形，肉质。

　　叶　羽状复叶具3小叶；托叶线状披针形；小托叶锥状，长约4mm；小叶菱形或卵形，中部以上不规则浅裂，急尖，侧生小叶的两侧极不等，仅下面微被毛。

　　花　总状花序长15~30cm；花冠浅紫色或淡红色，旗瓣近圆形，中央近基部处有一黄绿色斑块及2枚胼胝状附属物，瓣柄以上有2枚半圆形、直立的耳，翼瓣镰刀形，基部具线形、向下的长耳，龙骨瓣近镰刀形；花期8月。

　　果　荚果带形，扁平，被糙伏毛，长7.5~13cm；种子每荚8~10颗，近方形，扁平。果期11月。

【生长环境】多为栽培。主产于长江以南各省。

【药用部位】块根。

【性味功效】甘，微凉。生津止渴，解酒毒。

【用法用量】内服：生食或煮熟。块根鲜品120~240g。

【药方选录】①治慢性酒精中毒：鲜块根250g拌白糖食用。

　　　　　　②治热病口渴：鲜块根250g嚼食。

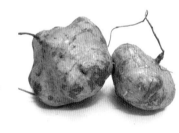

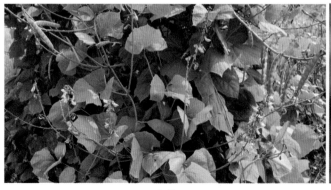

沙葛

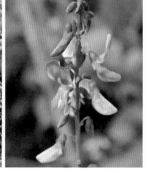

花

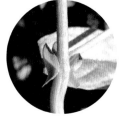
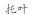
托叶

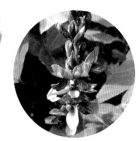
花

02 野葛 *Pueraria lobata* (Willd.)
豆科

【别　　名】葛藤、干葛或葛麻藤。

【识别特征】粗壮藤本，全株被黄色长硬毛，茎基部木质，块状根粗厚。

叶　羽状复叶具3小叶；托叶背着，卵状长圆形，具线条；小托叶线状披针形，与小叶柄等长或较长；小叶三裂，偶尔全缘，顶生小叶宽卵形或斜卵形，先端长渐尖，侧生小叶斜卵形，稍小，上面被淡黄色、平伏的疏柔毛。下面较密；小叶柄被黄褐色绒毛。

花　总状花序长15~30cm；花2~3朵聚生于花序轴的节上；花萼钟形，被黄褐色柔毛；花冠紫色，旗瓣倒卵形，基部有2耳及一黄色硬痂状附属体，具短瓣柄，翼瓣镰状，基部有线形、向下的耳，龙骨瓣镰状长圆形。花期9~10月。

果　荚果长椭圆形，扁平，被褐色长硬毛。果期11~12月。

【生长环境】生于山地疏林中。分布于我国除新疆、青海及西藏外的南北各地。

【药用部位】根。

【性味功效】甘、辛，凉。解肌退热，生津止渴，透疹，升阳止泻。

【用法用量】内服：煎汤，10~15g（退热生津宜生用，且以鲜葛根为佳，用量宜加大；升阳止泻宜煨用）。外用：适量捣敷。

【药方选录】①治外感表证未解，热邪入里，身热，下利臭秽，肛门有灼热感，心下痞，胸脘烦热：葛根15g，甘草（炙）6g，黄芩9g，黄连9g。水煎服。

②治感冒发热：葛根10g，柴胡10g，黄芩10g，生石膏15g，知母6g。水煎服。

【附　　注】①葛花（花蕾）：可醒脾和胃，解酒毒。

②同属植物粉葛*P. var thomsonii* (Benth.) van der Maesen的根具相同功效。

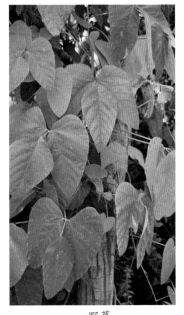
野葛

03 桑科
桑 *Morus alba* Linn.

- -

【别　　名】铁扇子或蚕叶。

【识别特征】落叶乔木，植物体含乳液。树皮黄褐色，枝灰白色或灰黄色。

　　　　叶　互生；卵形或椭圆形，先端锐尖，基部心形或不对称，边缘具不整齐粗锯齿；叶柄长1.5~4cm。

　　　　花　单性，雌雄异株，黄绿色，与叶同时开放；穗状花序腋生，雄花序早落。花期4~5月。

　　　　果　腋生，肉质，深紫色或黑色。果期6~7月。

【生长环境】生于山林中、路旁。全国各地均有栽培。

【药用部位】叶。

【性味功效】苦、甘，寒。疏散风热，清肺润燥，清肝明目。

【用法用量】内服：煎汤，5~9g；或入丸、散。外用：煎水洗或捣敷。

【药方选录】①治咽喉红肿、牙痛：桑叶9~15g，煎服。

　　　　　　②治头目眩晕：桑叶9g，菊花9g，枸杞子9g，决明子6g。水煎代茶饮。

【附　　注】（1）根皮（桑白皮）：泻肺平喘，利水消肿。

　　　　　　治肺热咳喘：桑白皮、半夏、紫苏、苦杏仁、川贝母、栀子、黄芩、黄连各6g，生姜3片。水煎服。

　　　　　　（2）桑葚：甘、酸、寒。滋阴补血，生津润燥。

　　　　　　（3）桑枝：祛风湿，利关节。

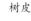
树皮

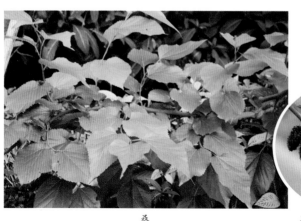
桑

果实（桑葚）

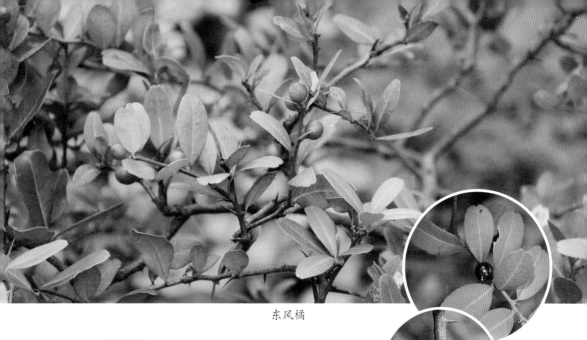

东风橘

果

刺

04 芸香科
东风橘 *Atalantia buxifolia* (Poir.) Oliv.

【别　　名】酒饼簕、山柑仔或山橘簕。

【识别特征】灌木。节间稍扁平；刺多；顶端红褐色。

　　叶　硬革质，有香气，叶面暗绿色，叶背浅绿色，椭圆形或近卵形，顶端凹入，中脉于叶面稍凸起，侧脉多，彼此近于平行，叶缘有弧形边脉，油点多；叶柄粗壮。

　　花　多簇生，几无花梗；萼片及花瓣均5片；花瓣白色；花丝白色，分离；花柱绿色。花期5~12月。

　　果　圆球形，果皮平滑，有稍凸起油点，成熟时蓝黑色。果期9~12月。

【生长环境】生于近海岸的平地、缓坡及低丘陵的灌丛中。主产于海南、福建、广东及广西等地。

【药用部位】根或叶。

【性味功效】辛、苦，微温。祛风解表，化痰止咳，理气止痛。

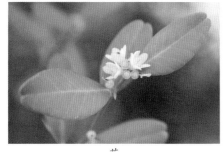

花

【用法用量】内服：煎汤，6~12g；或浸酒。外用：研末酒炒敷。

【药方选录】①治流感、感冒、咳嗽、疟疾：东风橘根或叶9~15g。水煎服。

②治胃痛、腰腿痛：东风橘根15~30g。水煎服。

第一章　解表药

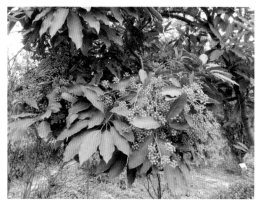

鸭脚木

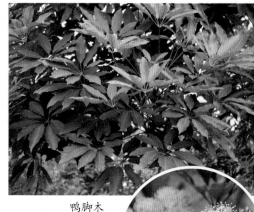

鸭脚木

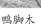

花

05 五加科

鸭脚木 *Schefflera octophyyla* (Lour.) Harms

【别　　名】鸭脚板、鸭脚皮或鹅掌柴。

【识别特征】乔木或大灌木。树皮灰白色，枝条粗壮，幼时密生星状短柔毛。

　　　　叶　掌状复叶互生，小叶6~9；叶柄长15~30cm，小叶柄长2~5cm；托叶半圆形。小叶革质或纸质，长椭圆形，先端急尖或短渐尖，基部宽楔形，全缘；上面深绿，下面灰白色。

　　　　花　大型圆锥花序顶生；花萼边缘具5~6个细齿；花瓣5，肉质，白色，芳香；花柱合生成粗短的柱状。花期11~12月。

　　　　果　浆果球形，成熟时暗紫色。果期翌年1月。

【生长环境】生于路旁、沟边和田坎等地。

【药用部位】树皮。

【性味功效】淡、微苦，平。发汗解表，祛风除湿，舒筋活络。

【用法用量】内服：煎汤，3~9g，鲜品加倍；或浸酒。外用：适量，煎水洗；或捣敷。

【药方选录】①治风湿骨痛：鸭脚木皮180g，浸酒500g。每日服两次，每次15~30g。

　　　　　　②治红白痢疾：鸭脚木皮去外皮，洗净，一蒸一晒，用120g，水煎服。

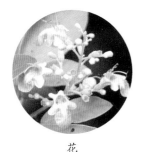
花

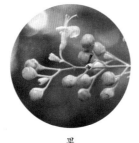
果

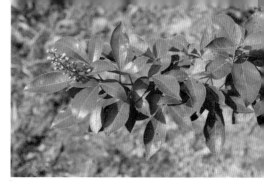
蔓荆

06 蔓荆

马鞭草科

Vitex trifolia Linn.

【别　　名】蔓荆实、荆子、万荆子或蔓青子。

【识别特征】灌木，有香气；小枝四棱形，密生细柔毛。

　　叶　三出复叶，侧枝偶有单叶，叶柄长1~3cm；小叶片卵形或倒卵形，顶端钝或短尖，基部楔形，全缘，表面绿色，无毛，背面密被灰白色绒毛。

　　花　圆锥花序顶生，花序梗密被灰白色绒毛；花萼钟形，顶端5浅裂；花冠蓝紫色，管内有较密的长柔毛，顶端5裂，二唇形，下唇中间裂片较大。花期7月。

　　果　核果近圆形，成熟时黑色。果期9~11月。

【生长环境】生于平原草地、河滩或荒地上。主产于我国沿海各省及云南、广西等地。

【药用部位】果实。

【性味功效】苦、辛，凉。疏散风热，清利头目。

【用法用量】内服：煎汤6~9g；浸酒或入丸、散。外用：捣敷。

【药方选录】治外感风热所致头昏头痛及偏头痛：蔓荆子200g，米酒500mL，捣碎，用酒浸于净瓶中，7日后去渣备用，每次饮10~15mL，每日3次。

【附　　注】同属植物单叶蔓荆*Vitex trifolia* Linn. var. *simplicifolia* Cham.（单叶互生）的成熟果实具同等功效。

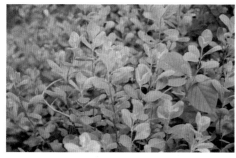
单叶蔓荆

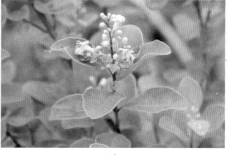
花

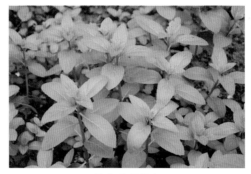
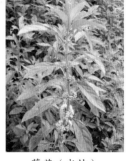

薄荷（嫩枝）　　　　　　　薄荷（老枝）

07 薄荷 *Mentha haplocalyx* Briq.

唇形科

【别　　名】升阳菜、水益母、鱼香草或香薷草。

【识别特征】草本。茎方形，被逆生的长柔毛及腺点。

叶　单叶对生；密被白色短柔毛；叶片长卵形至椭圆状披针形，先端锐尖，基部阔楔形，边缘具细尖锯齿，密生缘毛，上面被白色短柔毛，下面被柔毛及腺点。

花　轮伞花序腋生；苞片1，线状披针形；花萼钟状，5裂，具明显的5条纵脉，外面密生白色柔毛及腺点；花冠二唇形，紫色或淡红色，上唇1片，下唇3裂片。花期8~10月。

果　小坚果藏于宿萼内。果期9~11月。

【生长环境】生于小溪沟边、路旁及山野湿地。主产于华北、华东、华南、华中及西南各地。

【药用部位】地上部分。

【性味功效】辛，凉。疏散风热，清利头目，利咽，透疹，疏肝行气。

【用法用量】内服：煎汤（宜后下），2.5~6g；或入丸、散。外用：捣汁或煎汁涂。

【药方选录】①治口疮：金银花、淡竹叶、白芷、薄荷各等分，水煎，含漱口腔。

②治风疹、麻疹：金银花、连翘各15g，牛蒡子、黄芩各12g，淡竹叶、桔梗、蝉蜕各9g，芦根18g，鱼腥草30g，薄荷5g（后下），生甘草5g。水煎服。

【附　　注】同属植物留兰香*Mentha spicata* Linn.又称南薄荷，功效相似。区别：边缘锯齿稀疏不规则，齿尖突出向前，叶面多皱不平坦。

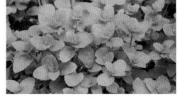

留兰香

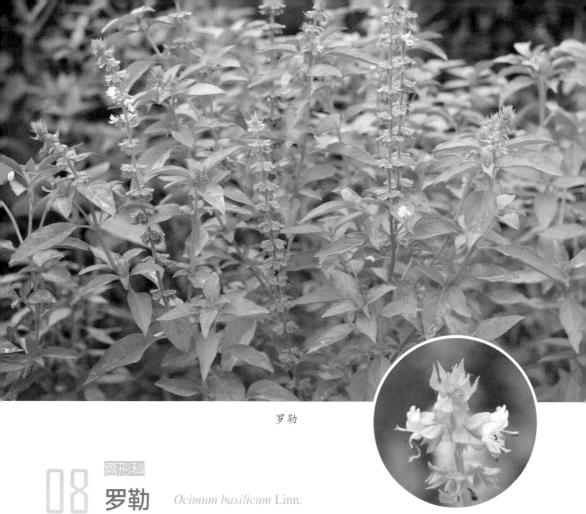

罗勒

花

08 罗勒
唇形科
Ocimum basilicum Linn.

【别　　名】九层塔、香草或香佩兰。

【识别特征】草本，全体芳香。茎四方形，上部多分枝，被柔毛。

叶　单叶对生；卵形或卵状披针形，先端急尖或渐尖，基部楔形，边缘有疏锯齿或全缘，下面有腺点；叶柄长0.7~2cm。

花　轮伞花序顶生，呈间断的总状排列，每轮生花6朵，或更多；花冠2唇形，白色或淡红色，上唇4裂片，下唇1片。花期7~9月。

果　小坚果卵形至矩圆形，暗褐色。果期8~10月。

【生长环境】野生或栽培。主产于长江以南各省。

【药用部位】全草。

【性味功效】辛、甘，温。疏风行气，化湿消食，活血，解毒。

【用法用量】内服：煎汤，6~9g；或捣汁。外用：捣敷或煎汤洗。

【药方选录】①治毒蛇伤：罗勒、毛麝香、血见愁、七星剑适量捣烂外敷。

②治目昏浮翳：罗勒子适量，睡时水煎服。

【附　　注】其叶多用作调味品，常用于炒田螺、卤制品等。

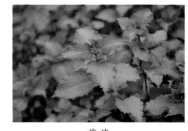
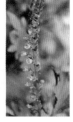

紫苏　　　　　　花

09 唇形科 紫苏
Perilla frutescens (Linn.) Britt.

【别　　名】赤苏、红苏、红紫苏或皱紫苏。

【识别特征】草本。紫色；茎钝四棱形，具四槽，密被长柔毛。

　　叶　单叶对生，阔卵形或圆形，先端短尖或突尖，基部阔楔形，边缘具粗锯齿，两面紫色，或仅下面紫色，上面被疏柔毛，下面被贴生柔毛，中脉于上面微突起下面明显突起；叶柄长3~5cm，密被长柔毛。

　　花　轮伞花序组成偏向一侧的假总状花序，顶生或腋生；苞片宽卵圆形，外被红褐色腺点；花萼钟形；花冠白色至紫红色；花盘前方呈指状膨大。花期8~11月。

　　果　小坚果近球形，灰褐色，具网纹。果期8~12月。

【生长环境】全国各地均有栽培。

【药用部位】叶。

【性味功效】辛，温。散寒解表，理气宽中。

【用法用量】内服：煎汤，5~10g。外用：适量，捣敷或煎汤洗。

【药方选录】①治风寒感冒，恶心呕吐，胃痛腹胀：紫苏叶3g，生姜3g，红糖15g。将紫苏叶洗净，生姜切丝，放入茶杯内，用开水冲泡，盖上盖焖5~10分钟，再放红糖搅匀，趁热顿服。

②治食鱼、鳖中毒：紫苏叶60g，煎浓汁当茶饮，或加姜汁10滴调服。

【附　　注】①紫苏子：辛，温。降气化痰，止咳平喘，润肠通便。

②紫苏梗：辛，温。理气宽中，止痛，安胎。

③同属植物鸡冠紫苏*P. frutescens* (Linn.) Britt. var *crispa* (Thunb.) Hand.-Mazz（区别：叶缘具狭而深的锯齿，甚至呈条形撕裂状）具相同功效。此外叶两面绿色、无紫色者民间又成之为"白苏"，但其学名与紫苏相同。

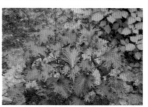

鸡冠紫苏

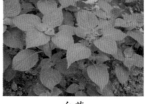

白苏

南方中草药识别与家庭应用

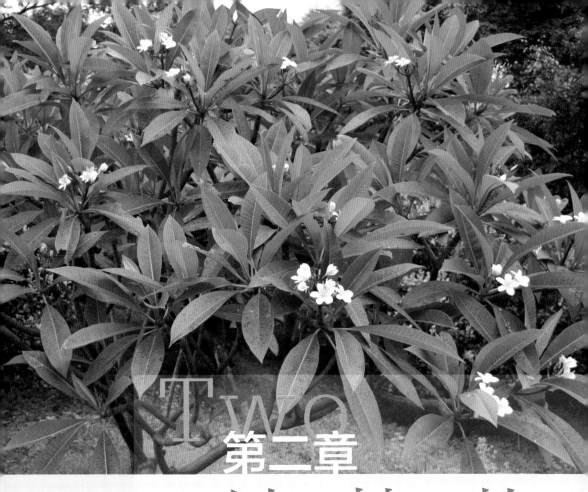

清 热 药

苋科

01 青葙 *Celosia argentea* Linn.

【别　　名】野鸡冠花、狗尾花或狗尾苋。

【识别特征】草本。全株无毛。茎直立，上部分枝，绿色或红紫色，具条纹。

　　　　叶　单叶互生；叶片纸质，披针形或长圆状披外形，长5~9cm，宽1~3cm，先端尖或长尖，基部渐狭且稍下延，全缘。

　　　　花　穗状花序单生于茎顶或分枝顶，呈圆柱形或圆锥形，长3~10cm，初为淡红色，后变为银白色；花被片5，白色或粉红色，披针形。花期5~8月。

　　　　果　卵状椭圆形，盖裂，上部作帽状脱落。种子扁圆形，黑色，光亮。果期6~10月。

【生长环境】生于坡地、路边、平原较干燥的向阳处。全国大部分地区均有野生或栽培。

【药用部位】成熟种子。

【性味功效】苦，微寒。清肝泻火，明目退翳。

【用法用量】内服：煎汤，3~15g。外用：适量，研末调敷或捣汁灌鼻。

【药方选录】①治红眼病：生地黄20g，青葙子、金银花、菊花、黄芩、牡丹皮各15g ,薄荷、防风各12g，赤芍、夏枯草各18g，红花10g，甘草3g。随症加减，每日1剂，不拘时候，当茶饮。

　　　　　　②治高血压病：青葙子30g，水煎服。

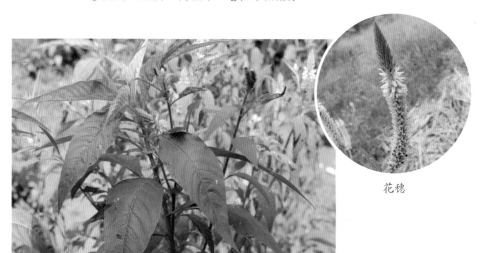

花穗

青葙

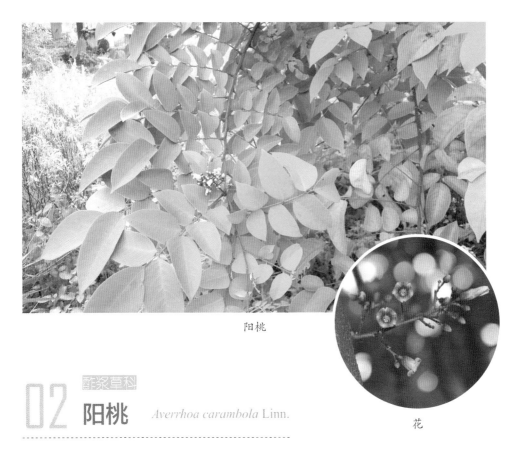

阳桃

花

酢浆草科

阳桃 *Averrhoa carambola* Linn.

【别　　名】五敛子、杨桃、三敛或三廉子。

【识别特征】灌木或小乔木。

　　　叶　奇数羽状复叶，互生，有小叶5~9枚，叶柄及总轴被柔毛；小叶卵形至椭圆形，先端渐尖，基部偏斜，下面近无毛或薄被柔毛，具短柄。

　　　花　总状花序小，生于茎枝或腋生，近钟形；花萼红紫色；花瓣白色至淡紫色。花期4~12月。

　　　果　浆果肉质，下垂，长5~8cm，3~5棱，横切面呈星芒状，淡绿色或蜡黄色。种子黑褐色。果期7~12月。

【生长环境】多栽培于园林或村旁。主产于福建、台湾、广东、海南、广西及云南等地。

【药用部位】果实。

【性味功效】甘、酸，寒。清热生津，利水，解毒。

【用法用量】内服：煎汤，30~60g；鲜果生食。

【药方选录】①治风热咳嗽：阳桃适量鲜食。

　　　　　　②通石淋：阳桃3~5枚，和蜜煎汤服。

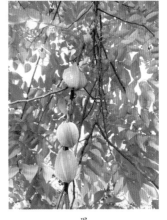

果

第二章　清热药

013

03 水翁

Cleistocalyx operculatus (Roxb.) Merr. et Perry

【别　　名】水香或酒翁。

【识别特征】乔木；树皮灰褐色，颇厚；嫩枝压扁。

　　　　叶　对生，阔卵状矩圆形或椭圆形，长8~20cm，先端渐尖，基部阔楔形，网脉明显，近革质，干时下面常有黑色斑点。

　　　　花　圆锥花序生于老枝；花小，绿白色；萼钟形；花瓣5，合生成帽状，顶尖，有腺点。花期5~6月。

　　　　果　核果状浆果，球形，成熟时紫黑色。果期6~8月。

【生长环境】生于水边，常栽于村落旁。主产于广东及广西等地。

【药用部位】花。

【性味功效】苦，寒。清热解暑，生津止渴，去湿消滞。

【用法用量】内服：煎汤，15~30g；或泡水代茶，或煮粥。

【药方选录】治外感风热感冒，发热头痛，咽喉肿痛，上呼吸道感染：水翁花5g，连翘10g，芦根10g，滑石10g，板蓝根10g，淡竹叶5g，薄荷3g，大青叶5g，甘草1g；水煎服。

【附　　注】树皮（广东作土槿皮）：苦、辛，凉。清热解毒，燥湿，杀虫。

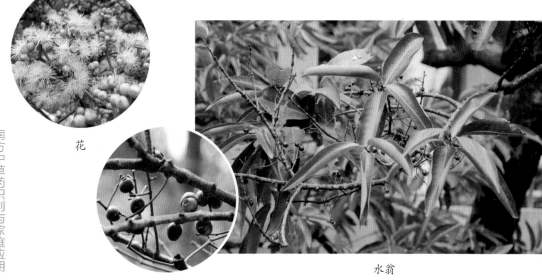

花

果

水翁

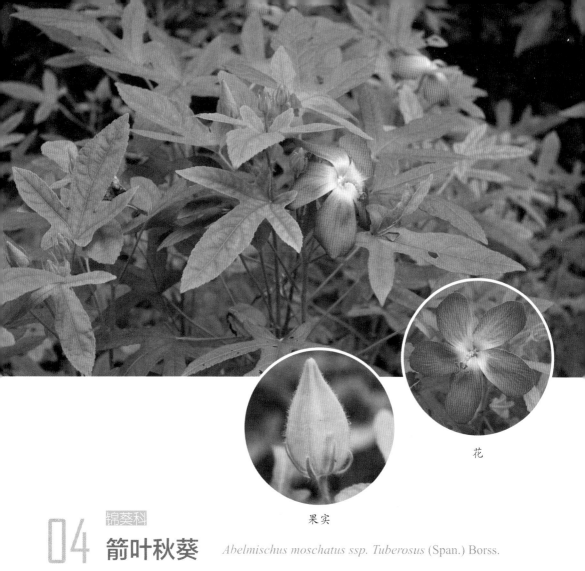

花

果实

04 箭叶秋葵 *Abelmischus moschatus ssp. Tuberosus (Span.) Borss.*

【别　　名】五指山参、红花马宁、萝卜根黄葵或野芙蓉。

【识别特征】草本。具萝卜状肉质根；小枝被糙硬长毛。

　　叶　叶形多样，下部叶卵形，中部以上叶卵状戟形、箭形至掌状3~5浅裂或深裂，裂片阔卵形至阔披针形，先端钝，基部心形或戟形，边缘具锯齿或缺刻，上面疏被刺毛，下面被长硬毛；叶柄长4~8cm，疏被长硬毛。

　　花　单生于叶腋；花萼佛焰苞状，先端具5齿，密被细绒毛；花红色，花瓣倒卵状长圆形，长3~4cm。花期5~9月。

　　果　蒴果椭圆形，被刺毛，具短喙；种子肾形，具腺状条纹。

【生长环境】生于低丘、草坡和旷地等。主产于广东、广西、贵州及云南等地。

【药用部位】根。

【性味功效】甘、淡，平。清热滋阴，排脓拔毒。

【用法用量】内服：煎汤，12g~15g。另鲜叶捣烂或干叶研粉可调红糖外敷。

花

05 鸡蛋花
夹竹桃科
Plumeria rubra Linn. cv. Acutifolia

【别　　名】蛋黄花、擂捶花或大季花。

【识别特征】灌木，有乳汁。小枝肥厚，多为肉质，有叶聚生于顶。

叶　叶散生，具柄，矩圆形，长20~40cm，宽达7cm，秃净，羽状脉，侧脉近边处联结成边脉。

花　聚伞花序顶生，花大，多数，极香；花冠外面白色而略带淡红，内面基部黄色，裂片倒卵形，彼此覆盖。花期8月。

果　蓇葖果，长圆形。

【生长环境】栽培于庭园、花圃。主产于广东及广西等地。

【药用部位】花。

【性味功效】甘、苦，平。润肺解毒。

【用法用量】内服：煎汤，9~15g。

【药方选录】治大肠湿热所致泄泻、痢疾、咽痛等：鸡蛋花、野菊花、辛夷花、款冬花、金银花各10g，水煎服。

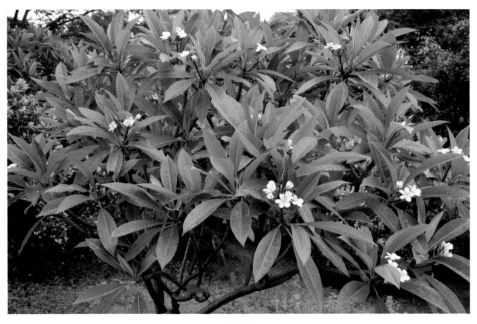
鸡蛋花

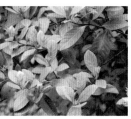
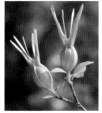
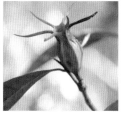
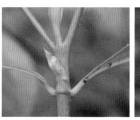
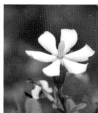

| 栀子 | 未成熟果实 | 成熟果实 | 托叶 | 花 |

06 栀子 茜草科 *Gardenia jasminoides* J. Ellis

【别　　名】黄栀子、黄山栀子或红枝子。

【识别特征】灌木，幼枝有细毛。

　　叶　对生或三叶轮生，革质，长圆状披针形或卵状披针形，先端渐尖或短渐尖，全缘，两面光滑，基部楔形；有短柄；托叶膜质，基部合成一鞘。

　　花　单生于枝端或叶腋，白色，极香；花冠旋卷，高脚杯状，花冠管狭圆柱形，倒卵状长圆形。花期5~7月。

　　果　果长椭圆形，有翅状纵棱5~8条，成熟时黄色，果顶端有宿存花萼。果期8~11月。

【生长环境】生于低山疏林、荒坡或沟旁中。主产于浙江、江西、湖南及福建等地。

【药用部位】果实。

【性味功效】苦，寒。泻火除烦，清热利湿，凉血解毒；外用消肿止痛。

【用法用量】内服：煎汤，6~10g；外用生品适量，研末调敷。

【药方选录】①治热病心烦：栀子9g，淡豆豉4g。水煎服。

②治湿热黄疸：栀子12g，鸡骨草、田基黄各30g。水煎，每日1剂，分3次服。

【附　　注】①根：甘、苦，寒。清热利湿，凉血止血。

②同属植物大花栀子*Gardenia jasminoides* Ellis var. *grandiflora* Nakai民间称"水栀子"；与栀子易混淆，而本品较长大。具散热解毒，消肿止痛之功。

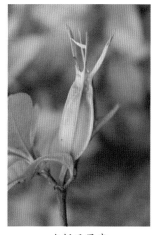

水栀子果实

第二章　清热药

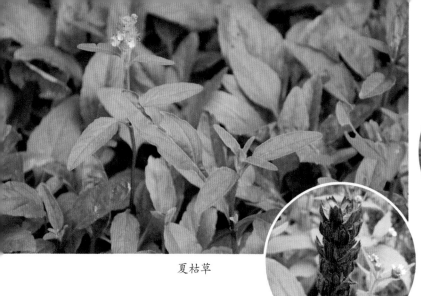

夏枯草

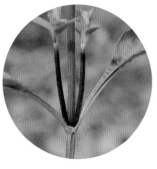

茎

花穗

花

07 夏枯草 *Prunella vulgaris* Linn.

唇形科

【别　　名】棒槌草、铁色草、大头花或夏枯头。

【识别特征】草本。茎方形，基部匍匐，全株密生细毛。

　　叶　单叶对生；近基部的叶有柄，上部叶无柄；叶片椭圆状披针形，全缘，或略有锯齿。

　　花　轮伞花序顶生，呈穗状；苞片肾形，基部截形或略呈心脏形，顶端突成长尾状渐尖形，背面有粗毛；花萼唇形，上唇3裂，下唇2裂；花冠紫色或白色。花期5~6月。

　　果　小坚果褐色，长椭圆形，具3棱。果期6~7月。

【生长环境】生于荒地、路旁及山坡草丛中。主产于湖南、江西、浙江及福建等地。

【药用部位】果穗。

【性味功效】辛、苦，寒。清肝泻火，明目，散结消肿。

【用法用量】内服：煎汤，6~15g；或熬膏或入丸、散。外用：煎水洗或捣敷。

【药方选录】①治高血压：槐花、桑寄生各25g，夏枯草、菊花、决明子各20g，车前子15g，水煎2次，早晚分服，每日1剂。

②治头目眩晕：夏枯草15g，冰糖15g，水煎，去渣，加冰糖分2次饭后服。

南方中草药识别与家庭应用

08 淡竹叶

Lophatherum gracile Brongn.

【别　　名】碎骨子、山鸡米、金鸡米或迷身草。

【识别特征】草本。根茎短缩，须根中部常膨大为纺锤形块根。茎丛生，细长且中空。

叶　互生；叶片披针形，先端渐尖，基部楔形渐狭缩成柄状，全缘，脉平行，小横脉明显，中脉于背面突起；叶鞘光滑或一边有纤毛；叶舌截形，质硬，边缘有毛。

花　圆锥花序顶生，分枝少，小穗疏生，伸展或成熟时扩展，基部光滑或被刺毛，具极短的柄。花期7~9月。

果　颖果纺锤形，深褐色。果期8~10月。

【生长环境】生于山坡林下及阴湿处。主产于浙江、江苏、湖南及广东等地。

【药用部位】茎叶。

【性味功效】甘、淡，寒。清热泻火，除烦止渴，利尿通淋。

【用法用量】内服：煎汤，9~15g。

【药方选录】①治热病心烦口渴：淡竹叶、玄参、麦冬、连翘、丹参、水牛角各9g，黄连3g，金银花12g，生地黄15g。水煎，分2次服。

②治气阴两虚，心烦喘闷：淡竹叶、麦冬、小麦、茯苓各30g，甘草（炙）、人参各15g，上六味，粗捣筛。每服6g，用水150mL，加生姜3片，煎至100mL，去渣温服，中午、临卧空腹时各服1次。

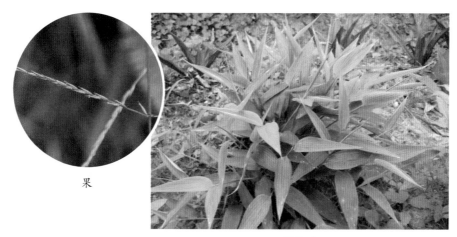

果

淡竹叶

09 芦根

禾本科

Phragmites communis Trin.

【别　　名】苇根或芦头。

【识别特征】高大草本，具匍匐状地下茎，粗壮，横走，节间中空，节上具芽。茎高2~5m，节下通常具白粉。

　　　　叶　2列式排列，具叶鞘，灰绿色或蓝绿色，较宽，线状披针形，长30~60cm，宽2~5cm，粗糙，先端渐尖；叶鞘抱茎；叶舌成一轮毛状。

　　　　花　圆锥花序大形，顶生，直立；小穗暗紫色或褐紫色；颖披针形。花期7~10月。

　　　　果　颖果，椭圆形至长圆形，与内外稃分离。果期9~10月。

【生长环境】生于河流、池沼岸边浅水中。全国大部地区均有分布。

【药用部位】根茎。

【性味功效】甘，寒。清热泻火，生津止渴，除烦，止呕，利尿。

【用法用量】内服：煎汤，15~30g；鲜品用量加倍，或捣汁用。

【药方选录】①治咽燥咳嗽、咯痰清稀：芦根30g，鲜萝卜40g，葱白12g，青橄榄6枚。水煎服。

　　　　　　②治中暑烦渴、恶心呕吐：鲜芦根150g，竹茹15g，生姜2片。水煎服。

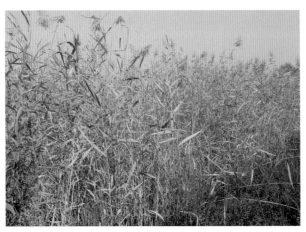

芦根

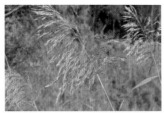

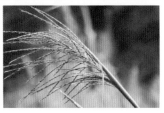

花

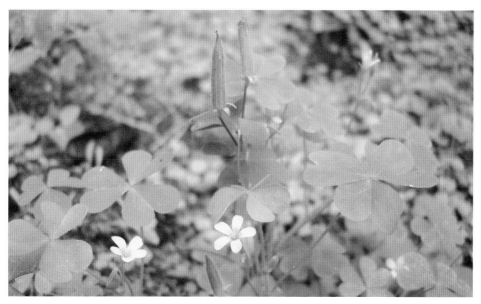

酢浆草

10 酢浆草 *Oxalis corniculata* Linn.

【别　　名】酸浆草、酸酸草、斑鸠酸或三叶酸。

【识别特征】草本。茎匍匐或斜升，多分枝，上被疏长毛。

叶　总叶柄长2~7cm；托叶明显；小叶3片，长4~10mm，倒心形，先端
凹，基部宽楔形，上面无毛，叶背疏生伏毛，脉上毛较密，边缘具贴伏缘毛；
无柄。

花　单生或数朵组成腋生伞形花序；黄色；花瓣倒卵形，先端圆，基部微
合生。花期5~8月。

果　蒴果近圆柱形，有5棱，被柔毛，熟时裂开将种子弹出。种子小，扁
卵形，褐色。果期6~9月。

【生长环境】生于耕地、荒地或路旁。全国各地均有分布。

【药用部位】全草。

【性味功效】酸，寒。清热利湿，凉血散瘀，消肿解毒。

【用法用量】内服：煎汤，15~25g（鲜者30~60g）。外用：煎水洗、捣敷。

【药方选录】①治湿热黄疸：酢浆草30~45g。水煎二次，分服。

②治血淋热淋：酸浆草取汁，入蜜同服。

③治痢疾：酢浆草研末，每服15g，开水送服。

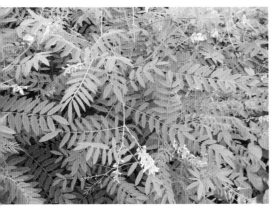 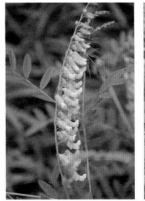 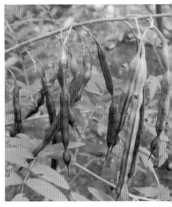

| 苦参 | 花 | 果 |

11 苦参 *Sophora flavescens* Ait.

【别　　名】苦骨、川参、牛参或山槐根。

【识别特征】草本或亚灌木。根圆柱状，外皮黄色。茎枝具不规则纵沟，幼时被黄色细毛。

　　　叶　奇数羽状复叶，互生；下具线形托叶；叶片长20~25cm；小叶5~21枚，卵状椭圆形至长椭圆状披针形，先端圆形或钝尖，基部阔楔形，全缘。

　　　花　总状花序顶生，长10~20cm，被短毛；花淡黄白色；萼钟状，稍偏斜，先端5裂；花冠蝶形。花期5~7月。

　　　果　荚果线形，先端具长喙，成熟时不开裂。种子3~7枚，种子间有缢缩，黑色，近球形。果期7~9月。

【生长环境】生于草地、平原、沙质地和红壤地的向阳处。全国各地均有分布。

【药用部位】根。

【性味功效】苦，寒。清热燥湿，杀虫，利尿。

【用法用量】内服：煎汤，4.5~9g；或入丸、散。外用：适量煎水洗。

【药方选录】①治痢疾：苦参15g，马齿苋30g，水煎服，每日2次。

　　　　　　②治热痢、急性菌痢：苦参、仙鹤草、白头翁各50g，水煎服，每日1剂。

12 铁冬青 *Ilex rotunda* Thunb.

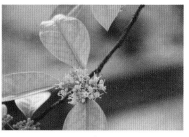

花

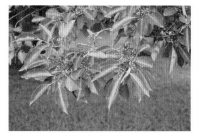

铁冬青（幼果）

【别　　名】救必应、白银树皮、白兰香或熊胆木。

【识别特征】乔木。枝灰色，小枝有棱，红褐色。

　　叶　单叶互生，卵圆形至椭圆形，两端短尖，全缘，上面有光泽；侧脉8对，两面明显；纸质。

　　花　单性，雌雄异株，排列为具梗的伞形花序；花瓣4~5，绿白色，卵状矩圆形。花期5~6月。

　　果　核果球形至椭圆形，成熟时红色，顶端有宿存柱头。果期9~10月。

【生长环境】生于疏林或溪边。主产于湖南、广西、广东、福建及云南等地。

【药用部位】树皮。

【性味功效】苦，寒。清热解毒，利湿，止痛。

【用法用量】内服：煎汤，3~21g。外用：捣敷或熬膏涂。

【药方选录】①治外感风热头痛：救必应30g，水煎，日服三次。

　　　　　　②治喉痛：救必应9g，水煎作茶饮。

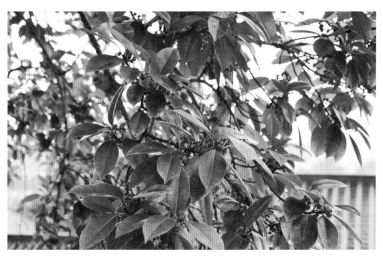

铁冬青（成熟果实）

第二章　清热药

023

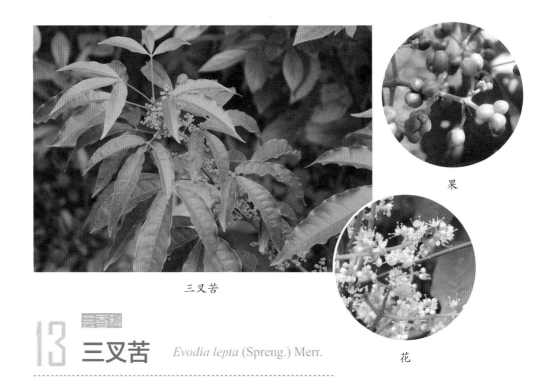

三叉苦

果

花

13 芸香科
三叉苦 *Evodia lepta* (Spreng.) Merr.

【别　　名】三桠苦、鸡骨树或三叉虎。

【识别特征】灌木，全株味极苦。树皮光滑，有淡黄色皮孔。茎粗大，多分枝。

　　叶　对生；具3小叶，叶柄长3~18cm；小叶纸质，矩圆状披针形，先端长尖，基部渐窄而成一短柄，全缘或不规则浅波状，有腺点，两面光滑无毛。

　　花　聚伞花序排成伞房花序，腋生；花黄白色，花梗纤细。花单性，花瓣有腺点。花期4~6月。

　　果　蓇葖果2~3，顶端无喙，外果皮暗黄褐色至红褐色，半透明，有腺点。种子卵状球形，黑色。果期7~10月。

【生长环境】生于村边、溪边、低山或丘陵灌丛中。主产于我国南部各省区。

【药用部位】根或叶。

【性味功效】苦，寒。清热解毒，行气止痛，燥湿止痒。

【用法用量】内服：煎汤，根9~30g，叶9~15g。外用适量，鲜叶捣烂或煎汤洗患处，或阴干研粉调制软膏搽患处。

【药方选录】①治感冒高热、流行性感冒：三叉苦根或茎，鸭脚木根或茎各500g，加水煎取3000mL，过滤，浓缩至1000mL。每服60mL，每日1~2次。

②治外阴瘙痒：三叉苦叶、鸭脚木叶、榕树须（气根）、乌桕叶各30g，薄荷叶15g，煎水洗患处。

14 火炭母 蓼科
Polygonum chinense Linn.

【别　　名】五毒草、火炭毛或乌炭子。

【识别特征】直立或半攀缘状草本。茎略具棱沟，光滑或被疏毛，下部质坚实，多分枝，匍地者节处生根，嫩枝紫红色。

叶　互生，有翅；叶片卵状长椭圆形或卵状三角形，全缘或具细圆齿，基部楔形或近心形；上面鲜绿色或有"V"形黑纹，下面主脉有毛；托叶鞘膜质。

花　头状花序，再组成圆锥或伞房花序，无总苞；小苞片光滑，通常急尖；小花白色、淡红色或紫色；花被5裂。花期6~9月。

果　瘦果卵形，黑色，具三棱，包于宿存的花被内。果期8~10月。

【生长环境】生于丘陵地带向阳草坡、林边或路旁湿润地。主产于广东、福建、云南、贵州及广西等地。

【药用部位】全草。

【性味功效】酸、涩，凉。清热利湿，凉血解毒。

【用法用量】内服：煎汤，15~30g（鲜品30~60g）；或捣汁。外用；捣敷或煎水洗。

【药方选录】①治湿热黄疸：火炭母30g，鸡骨草30g。水煎服。
②治肺脓肿：鲜火炭母根30g，鱼腥草30g，葫芦茶30g，青壳鸭蛋2个。水煎服。

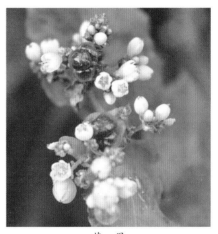
花、果

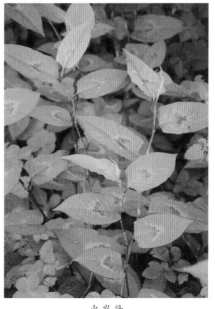
火炭母

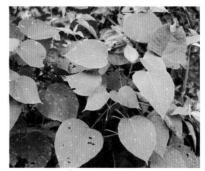
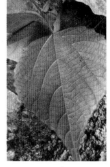

红背山麻杆　　　　　　　　　　　　叶背

15 红背山麻杆

大戟科

Alchornea trewioides (Benth.) Muel Linn. Arg.

【别　　名】红背叶。

【识别特征】灌木。小枝微被灰色柔毛，后变无毛。

　　　　叶　单叶互生，阔心形或卵圆形，先端长渐尖。基部浅心形或近截平，基
　　　　出脉3条，基部有红色腺体和2条线状附属体，上面绿色，下面浅绿而带红色，
　　　　被柔毛；嫩叶紫红色；叶柄长7cm，紫红色。

　　　　花　雄花序腋生，总状，长7~10cm，苞片披针形；雌花序较短，顶生，
　　　　花密集。花期3~6月。

　　　　果　蒴果球形，被灰白色毛。果期6~8月。

【生长环境】生于山坡或荒地的灌丛中。主产于我国中部、东南和华南等地。

【药用部位】根、叶。

【性味功效】甘，凉。清热利湿，凉血解毒，杀虫止痒。

【用法用量】内服：煎汤，15~30g。外用：适量，鲜叶捣敷或煎水洗。

【药方选录】①治慢性气管炎：用鲜红背叶根90g，炒后水煎两次（每次约煎
　　　　　　3h），药液混合浓缩成30mL，每服15mL，每日两次，10天为一
　　　　　　疗程。

　　　　　　②治赤痢、崩带、尿路结石或炎症：红背叶30g，煎水兑白糖服。

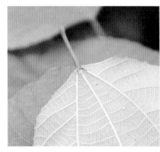
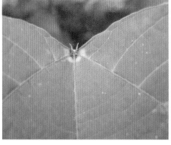
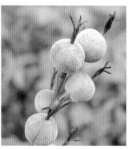

腺体　　　　　　　　　　线状附属体　　　　　　　　　　果

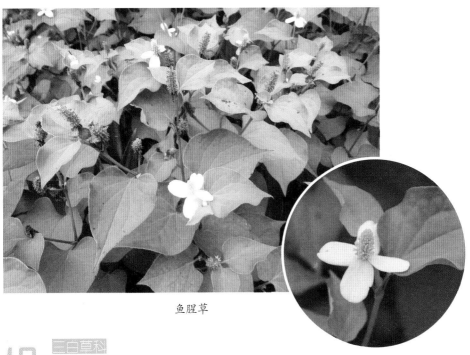

鱼腥草

花穗及苞片

16 鱼腥草 三白草科

Houttuynia cordata Thunb.

【别　　名】侧耳根、猪鼻孔、臭草或鱼鳞草。

【识别特征】草本。具腥臭味。茎下部伏地，生根，上部直立；茎叶常带紫色。

　　　　　叶　单叶互生，心形或阔卵形，先端渐尖，全缘，有细腺点，下面紫红色；叶柄长3~5cm；托叶条形，膜质，下半部与叶柄合生成鞘状。

　　　　　花　穗状花序生于茎顶，与叶对生，基部有白色花瓣状苞片4枚。花期5~8月。

　　　　　果　蒴果卵圆形，顶端开裂。果期7~10月。

【生长环境】生于山地、塘边、田梗或林下湿地。主产于四川、云南、贵州、广东及广西等地。

【药用部位】地上部分。

【性味功效】辛，微寒。清热解毒，清痈排脓，利尿通淋。

【用法用量】内服：煎汤（不宜久煎），15~25g。外用：煎水熏洗或捣敷。

【药方选录】①治肺热咳嗽，咯痰带血（包括急性支气管炎、肺结核）：鱼腥草18g（鲜者加倍），甘草6g，车前草30g，水煎服。

　　　　　　②治黄疸发热（包括胆囊炎等）：鱼腥草60g，水煎，温服。

第二章　清热药

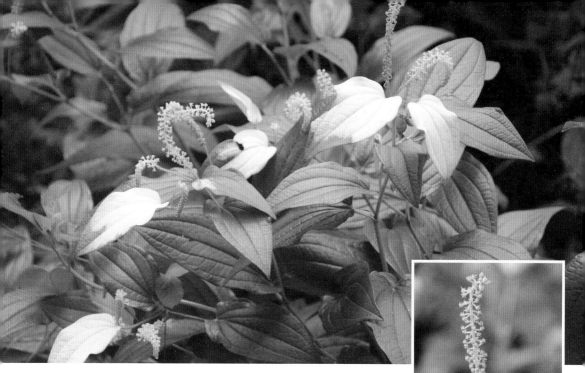

三白草

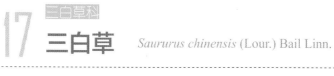

花穗

17 三白草 *Saururus chinensis* (Lour.) Bail Linn.

【别　　名】水木通、过塘莲、三点白或水牛草。

【识别特征】草本。根状茎肉质，白色。茎直立，有棱脊，无毛。

叶　单叶互生；叶柄长2~3cm，基部抱茎；叶片卵形或卵状披针形，先端尖或渐尖，基部心形略成耳状，全缘，两面无毛，基出5脉；茎端花序下的叶2~3片，于夏初变为白色；托叶与叶柄合生。

花　总状花序生于茎上端，与叶对生，长达14cm；总花梗及花柄均有毛；花两性，无花被。花期5~8月。

果　蒴果成熟后顶端开裂。种子圆形。果期6~9月。

【生长环境】生于沟旁、沼泽等低湿地。主产于广东、湖南、湖北及江西等地。

【药用部位】地上部分。

【性味功效】甘、辛，寒。清热解毒，利水消肿。

【用法用量】内服：煎汤，15~30g。外用：鲜品适量，捣烂外敷，或捣汁饮。

【药方选录】治疗疮炎肿：三白草鲜叶50g，捣烂，敷患处，日换两次。

18 草珊瑚

金粟兰科

Sarcandra glabra (Thunb.) Nakai

【别　　名】肿节风、接骨金粟兰、九节茶或接骨莲。

【识别特征】灌木。茎节膨大，节间有纵行的脊和沟。

　　　　叶　单叶对生，革质，卵状长圆形，先端渐尖，基部尖或楔形，边缘除基部外有粗锯齿，齿的尖端有一球状小腺体，两面无毛，略有光泽；托叶鞘状。

　　　　花　短穗状花序，顶生；花小、黄绿色，单性，雌雄同株。花期6月。

　　　　果　核果球形，熟时红色。果期8~9月。

【生长环境】生于丛林阴湿处。主产于四川、湖南、广东及广西等地。

【药用部位】枝叶。

【性味功效】苦、辛，平。清热凉血，活血消斑，祛风通络。

【用法用量】内服：煎汤，9~30g；或浸酒。外用：捣敷或煎水熏洗。

【药方选录】①治跌打损伤，骨折，风湿性关节炎：鲜草珊瑚捣烂，酒抄，敷患处；或用根15~30g，浸酒服。

　　　　　　②治咽炎：草珊瑚16g，凤凰衣12g，薄荷7g，水煎服。

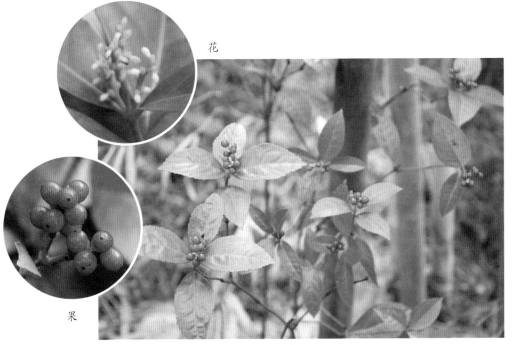

花

果

草珊瑚

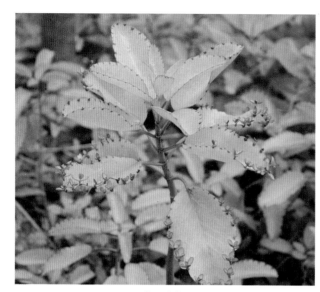

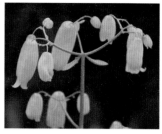

花

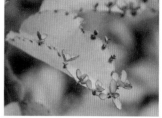

芽

落地生根

19 落地生根

景天科

Bryophyllum pinnatum（Linn. f.）Okon

【别　　名】土三七、叶生根、伤药或打不死。

【识别特征】肉质草本。茎直立，无毛，节明显，上部紫红色，密被椭圆形皮孔，下部有时稍木质化。

　　叶　对生，单叶或羽状复叶，复叶有小叶3~5片；叶柄紫色，长2.5~5cm，半抱茎；叶片肉质，椭圆形或长椭圆形，先端圆钝，边缘有圆齿，圆齿底部易生芽，落地即成一新植株。

　　花　圆锥花序，顶生，两性，下垂；花萼钟状，膜质，膨大，长2.5~4cm，淡绿色或黄白色；花冠管状，长3~4.5cm，淡红色或紫红色，基部膨大呈球形。花期3~5月。

　　果　蓇葖果，包于花萼及花冠内。种子细小，有条纹。果期4~6月。

【生长环境】生于山坡、沟边或路旁湿润草地。主产于福建、广东、广西及云南等地。

【药用部位】地上部分。

【性味功效】苦、酸，寒。清热解毒，凉血止血。

【用法用量】内服：煎汤，15~30g；或绞汁。外用：适量，捣敷。

【药方选录】①治创伤出血：落地生根鲜叶30~60g捣烂敷患处。

　　　　　　②治疔疮，痈疽，无名肿毒：落地生根鲜叶30~60g。捣烂绞汁，调蜜饮服，渣敷患处。

南方中草药识别与家庭应用

20 马齿苋 *Portulaca oleracea* Linn.

马齿苋科

【别　　名】马齿菜、瓜子菜或长寿菜。

【识别特征】肉质草本，全株光滑无毛。茎圆柱形，平卧或斜向上，由基部分歧四散，向阳面常带淡褐红色或紫色。

　　叶　互生或对生，叶片肥厚肉质，倒卵形或匙形，先端钝圆，基部阔楔形，全缘，上面深绿色，下面暗红色。

　　花　3~5朵丛生枝顶叶腋；花两性，较小，黄色；总苞片4~5枚，三角状卵形；萼片2，对生，卵形；花瓣5，倒心形，先端微凹。花期5~9月。

　　果　蒴果短圆锥形，棕色，盖裂；种子黑褐色，表面具细点。果期6~10月。

【生长环境】生于田野、荒芜地及路旁。我国大部地区均有分布。

【药用部位】地上部分。

【性味功效】酸，寒。清热解毒，凉血止血，止痢。

【用法用量】内服：煎汤，9~15g（鲜者30~60g）；或捣汁饮。外用：捣敷、烧灰研末调敷或煎水洗。

【药方选录】①治尿血、便血：鲜马齿苋绞汁，藕汁等量，取混合汁60mL，以米汤送服，每日2次。

②治湿疹：马齿苋15g，煎汤1000mL，外洗。

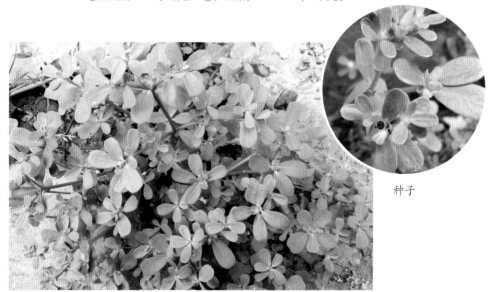

种子

马齿苋

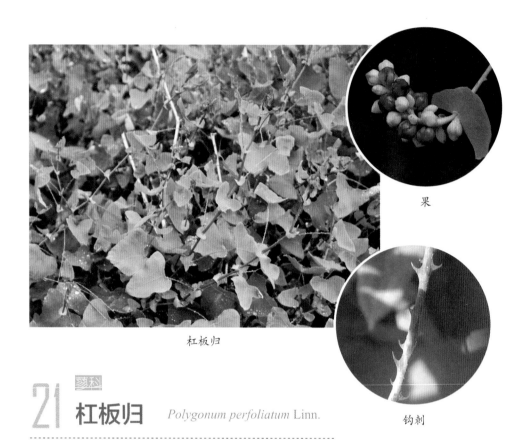

果

杠板归

钩刺

21 蓼科 杠板归 *Polygonum perfoliatum* Linn.

【别　　名】蛇倒退、梨头刺或蛇不过。

【识别特征】蔓性草本。茎有棱，红褐色，有倒生钩刺。

叶　互生，盾状着生；叶片近三角形，长4~6cm，宽5~8cm，先端尖，基部近心形或截形，下面沿脉疏生倒钩刺；托叶鞘近圆形，抱茎；叶柄长，疏生倒钩刺。

花　花序短穗状；苞片圆形；花被5深裂，淡红色或白色，结果时增大，肉质，变为深蓝色。花期6~8月。

果　瘦果球形，包于蓝色多汁的花被内。果期9~10月。

【生长环境】生于山谷、灌木丛中或水沟旁。主产于福建、广东、广西及湖南等地。

【药用部位】地上部分。

【性味功效】酸，微寒。清热解毒，利水消肿，止咳。

【用法用量】内服：煎汤，15~30g；外用适量，鲜品捣烂敷或干品煎水洗患处。

【药方选录】①治肾炎水肿：杠板归15g，车前草12g，野芝麻9g，三百草9g，紫金牛9g。水煎服。

②治百日咳：杠板归30g，白酒炒后加冰糖炖服。

22 老鼠拉冬瓜 葫芦科 *Zehneria indica* (Lour.) Keraudren

【别　　名】马交儿、土花粉或土白蔹。

【识别特征】攀缘草本。块根呈纺锤状。茎枝柔弱，无毛，具沟纹。

　　　　叶　薄纸质，多型，卵形、卵状三角形或戟形，不分裂或3~5浅裂到深裂，上面稍粗糙，脉上有微柔毛，下面叶脉突起。卷须纤细，不分歧。

　　　　花　雌雄异株；雄花10~20朵生于花序梗顶端，呈伞房状花序，极小，花冠黄色，外面被短柔毛，裂片开展，三角形；雌花单生于叶腋。花期5~8月。

　　　　果　果实红褐色，长圆状或近球形，表面平滑。果期8~11月。

【生长环境】生于山坡路旁、林下、杂木林中或灌丛中。主产于江西、福建、广西、四川及云南等地。

【药用部位】全草。

【性味功效】甘、苦，凉。清热解毒，消肿散结。

【用法用量】内服：煎汤，15~30g，或研末；或浸酒。外用：适量，鲜品捣敷。

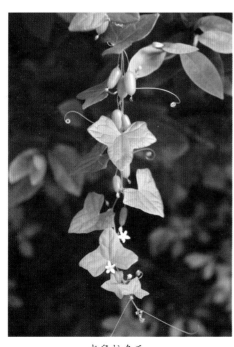

老鼠拉冬瓜

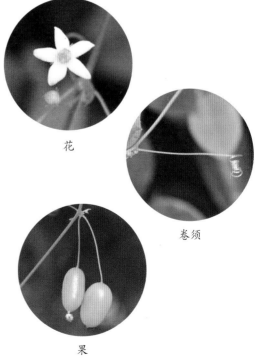

花

卷须

果

23 布渣叶

椴树科

Microcos paniculata Linn.

【别　　名】破布叶。

【识别特征】小乔木。树皮粗糙，嫩枝有毛。

叶　单叶互生；托叶线状披针形；叶薄革质，卵状长圆形，先端渐尖，基部圆形，两面初时有极稀疏星状柔毛，以后变秃净；三出脉的两侧脉从基部发出，向上行超过叶片中部，边缘有细钝齿。

花　圆锥花序顶生，被星状柔毛；花柄短小；萼片长圆形，外面有毛；花瓣长圆形。花期6~7月。

果　核果近球形或倒卵形；果柄短。果期7~9月。

【生长环境】生于山谷、平地或灌丛中。主产于广东、海南、广西及云南等地。

【药用部位】叶。

【性味功效】微酸，凉。清热利湿，消食化滞。

【用法用量】内服：煎汤，15~30g，鲜品30~60g。外用：适量，煎水洗；或捣敷。

【药方选录】①治小儿消化不良，不思饮食，二便不畅，夜睡不宁：山楂10g，稻芽15g，薏苡仁10g，布渣叶6g，山药12g，淡竹叶、钩藤各5g，蝉蜕3g。水煎服。

②治黄疸：布渣叶、田基黄、茵陈蒿各20g，水煎服。

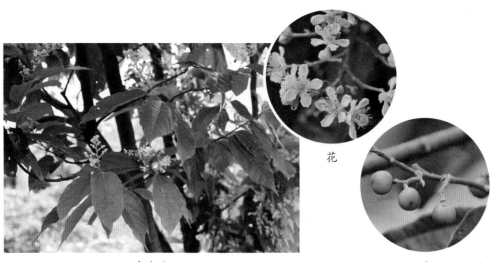

花

布渣叶

果

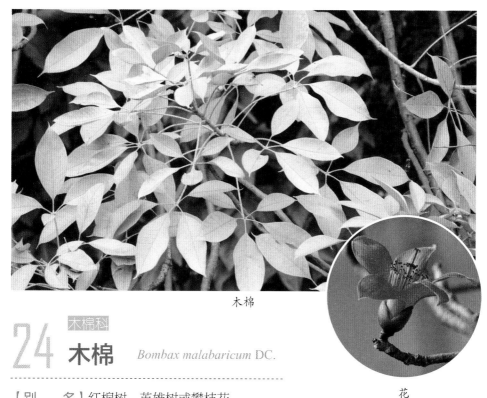

木棉

花

24 木棉科
木棉 *Bombax malabaricum DC.*

【别　　名】红棉树、英雄树或攀枝花。

【识别特征】大乔木。树干常有圆锥状的粗刺。

　　　　叶　掌状复叶；总叶柄长10~20cm；小叶5~7枚，长圆形至长圆状披针形，长10~16cm，宽3.5~5.5cm；小叶柄长1.5~4cm。

　　　　花　生于近枝顶叶腋，先于叶开放，红色或橙红色，直径约10cm；花萼杯状，较厚；花瓣肉质，倒卵状长圆形，长8~10cm。花期3~4月。

　　　　果　蒴果长圆形，木质，长10~15cm，被灰白色长柔毛和星状毛，室背5瓣开裂，内有丝状绵毛。种子多数，倒卵形，黑色，藏于绵毛内。果期5~7月。

【生长环境】生于沟谷、低山、路旁及村边。主产于华南、西南等地区。

【药用部位】花。

【性味功效】甘、淡，凉。清热利湿，解毒，止血。

【用法用量】内服：煎汤，9~15g，或研末服。

【药方选录】①治喉咙干痛，咽喉发炎，面部痤疮，牙龈肿痛：木棉花20g，鸡冠花20g，菊花15g，金银花15g，灯芯草10扎，布渣叶15g。水煎服。

　　　　　　②治湿热下痢：木棉花15g，鱼腥草12g，刺苋根30g，水煎服。

【附　　注】树皮（广东作海桐皮）：辛、苦，凉。清热解毒，散瘀止血。

第二章　清热药

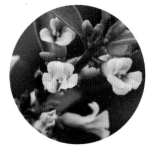

花

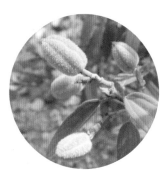

果

25 梧桐科 **山芝麻** *Helicteres angustifolia* Linn.

【别　　名】野麻甲或山油麻。

【识别特征】小灌木。小枝密被灰黄绿色短柔毛。

　　　　叶　互生，线状披针形或长圆状线形，先端钝或短尖，基部圆形，脉3出，全缘，上面几无毛，下面密被灰白色或淡黄色星状柔毛。

　　　　花　聚伞花序2至数朵腋生；花萼筒状；花瓣5，淡紫色。花期6~7月。

　　　　果　蒴果卵状长圆形，先端短尖，密被星状柔毛。果期11~12月。

【生长环境】生于荒山、丘陵或路边。主产于江西、福建、广东及广西等地。

【药用部位】根。

【性味功效】苦，凉。有小毒。清热解毒，止咳。

【用法用量】内服：煎汤，15~30g（鲜品30~60g）；外用适量，以鲜品捣敷或干品研末调敷。

【药方选录】①治痈疽肿毒：鲜山芝麻叶。捣敷。

　　　　　　②治风湿痛：山芝麻根30g，黄酒120g。酌加水煎服。

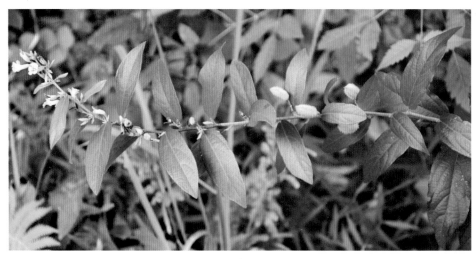

山芝麻

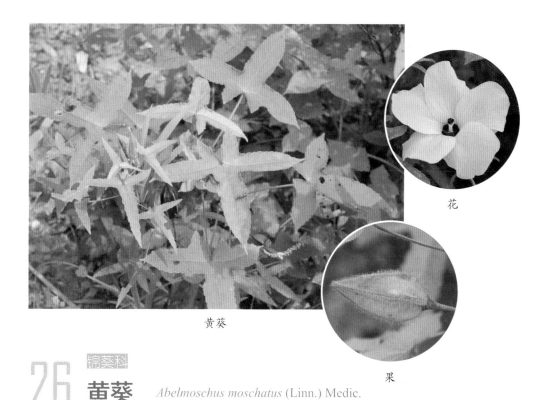

花

果

黄葵

26 黄葵 锦葵科 *Abelmoschus moschatus* (Linn.) Medic.

【别　　名】野芙蓉、假山稔或假棉桃。

【识别特征】草本，全株被长粗硬毛。

叶　互生，叶柄长7~15cm，掌状5~7深裂，裂片披针形至三角形，边缘具不规则锯齿，先端渐尖，基部心形或近戟形，两面均有粗硬毛。

花　单生于叶腋；花梗长3~8cm，被倒硬毛；小苞片7~10枚，线状披针形；花萼佛焰苞状，长2~3cm；花冠鲜黄色，中央暗紫色。花期6~10月。

果　蒴果卵状长圆形，长5~6cm，具短喙，果皮薄革质，被粗毛。种子肾形，具腺状脉纹，揉之微有麝香味。果期7~10月。

【生长环境】生于山谷、沟旁、路边或旷野丛中。主产于广西、广东及云南等地。

【药用部位】全株。

【性味功效】微甘，凉。清热解毒，下乳通便。

【用法用量】内服：煎汤，9~15g。外用：适量，鲜品捣敷。

【药方选录】①治无名肿毒：鲜叶适量捣烂外敷。

②治急慢性胃肠炎：黄葵果实、小飞扬、小金英各6g，煎汤服。

【附　　注】种子可提制芳香油，为名贵高级调香料。

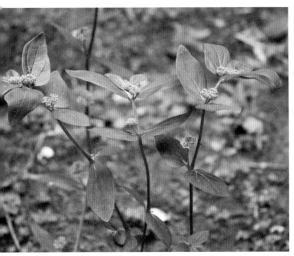
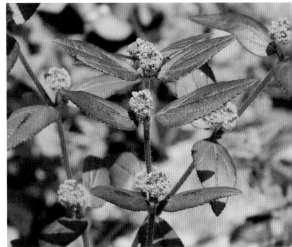

| 大飞扬 | 花 |

27 大飞扬 *Euphorbia hirta* Linn.

大戟科

【别　　名】大乳汁草、节节花、白乳草、催乳草或大飞扬草。

【识别特征】草本。被硬毛，含白色乳汁。茎自基部分枝；枝常淡红色或淡紫色；匍匐状或扩展。

　　　　叶　对生；叶片披针状长圆形或卵状披针形，先端急尖而钝，基部圆而偏斜，边缘有细锯齿，中央有紫色斑，两面被短柔毛。

　　　　花　杯状花序多数密集成头状花序，腋生；单性；总苞宽钟状，外面密被短柔毛，顶端4~5裂；腺体4，漏斗状，有短柄及花瓣状附属物。花期6~12月。

　　　　果　蒴果卵状三棱形，被短柔毛；种子卵状四棱形。果期6~12月。

【生长环境】生于向阳山坡、山谷、路旁或灌丛下。主产于江西、福建、湖南、广东、海南、广西、四川、贵州及云南等地。

【药用部位】全草。

【性味功效】辛、酸，凉。有小毒。清热解毒，利湿止痒，通乳。

【用法用量】内服：煎汤，6~9g；鲜品30~60g。外用：适量，捣敷；或煎水洗。

【药方选录】①治慢性气管炎：飞扬草120g，桔梗9g，加水煮沸2小时，滤汁再煎，将两次药液合并过滤浓缩至60mL，每服20mL，每日3次，10天为一疗程，连服二个疗程。

　　　　　　②治小便不通、淋血：鲜大飞扬草30~60g，酌加水煎服，日服2次。

南方中草药识别与家庭应用

28 葫芦茶 *Tadehagi triquetrum* (Linn.) Ohashi.

蝶形花科

【别　　名】葫芦叶、咸鱼草或金剑草。

【识别特征】半灌木。枝四棱，棱上被粗毛，后变秃净。

叶　单叶互生，卵状矩圆形至披针形，先端短尖，基部浑圆，上面秃净，下面主脉被毛；叶柄长1~3cm，两侧有阔翅；有小托叶2枚，披针形。

花　总状花序顶生或腋生，长15~30cm；花多数，淡紫色；花萼阔钟形；花冠蝶形，旗瓣圆形，先端微凹，翼瓣贴生于龙骨瓣。花期7月。

果　荚果长约2~5cm，有荚节5~8个，秃净或被毛。果期8~10月。

【生长环境】生于荒坡或丘陵草丛。主产于广东、广西、福建、云南及贵州等地。

【药用部位】全草。

【性味功效】苦、涩，凉。清热解毒，利湿退黄，消积杀虫。

【用法用量】内服：煎汤，15~60g。外用：捣汁涂或煎水洗。

【药方选录】①治咽喉肿痛：葫芦茶60g。煎水含咽。

②治风热咳嗽、咯血：葫芦茶根9~15g。煨水兑蜂蜜服。

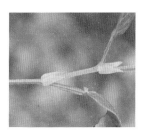

托叶

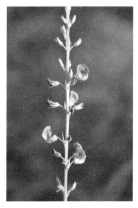

花

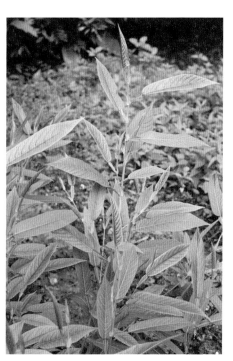

葫芦茶

第二章　清热药

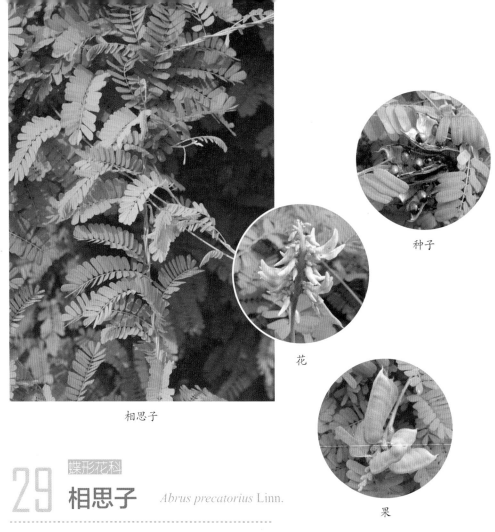

种子

花

果

相思子

蝶形花科

29 相思子 *Abrus precatorius* Linn.

【别　　名】相思豆、红豆、云南豆子或鸳鸯豆。

【识别特征】缠绕藤本。茎细长，稍木质化，表面疏生白色伏贴细毛。

　　叶　偶数羽状复叶，互生；小叶8~15对，长圆形至长圆状倒卵形，先端钝圆，具突尖，基部圆形，全缘，上面光滑，下面被伏贴细毛；叶易掉落。

　　花　总状花序腋生，花序轴粗壮，肉质，被伏贴毛；花小，排列紧密，淡紫色；花萼黄绿色，钟形；花冠蝶形，旗瓣阔卵形，基部有三角状的爪，翼瓣与龙骨瓣狭窄。花期3~5月。

　　果　荚果黄绿色，扁平或膨胀，先端有弯曲的喙。种子椭圆形，平滑具光泽，上部约2/3为鲜红色，下部（近脐的一端）1/3为黑色。果期9~10月。

【生长环境】生长于丘陵、山间或路旁灌丛中。主产于广东及广西等地。

【药用部位】根、藤及叶。

【性味功效】辛、苦，平。无毒。清热解毒，利尿。

【用法用量】内服：煎汤，9~15g。外用：适量，煎水洗；或鲜品捣敷。

【附　　注】种子（相思子）：有毒。平，苦。催吐、杀虫、消肿。

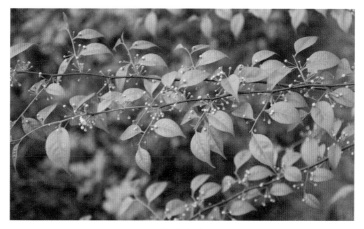

梅叶冬青

30 冬青科 梅叶冬青 *Ilex asprella* (Hook. et Arn) Champ.ex Benth.

【别　　名】岗梅、苦梅根、秤星树或点秤星。

【识别特征】灌木。小枝无毛，绿色，干后褐色，长枝纤细，具明显白色皮孔。

　　　　　叶　互生；膜质，卵形或卵状椭圆形，先端渐尖成尾状，基部宽楔形，边缘具钝锯齿，中脉上面稍凹下，上面或仅脉上有微毛，下面无毛。

　　　　　花　白色，雌雄异株；雄花2~3朵簇生或单生叶腋，花萼无毛，裂片阔三角形或圆形，基部结合；雌花单生于叶腋，花梗2~2.5cm。花期4~5月。

　　　　　果　球形，成熟时黑紫色，果梗2~3cm，背部具深沟。果期7~8月。

【生长环境】生于山谷、路旁、灌丛或阔叶林中。主产于湖南、广东及广西等地。

【药用部位】根或叶。

【性味功效】苦、甘，凉。清热解毒，生津止渴，利咽消肿，散瘀止痛。

【用法用量】内服：煎汤，30~60g。外用：适量，捣敷。

【药方选录】①治流感，感冒高热，急性扁桃体炎，咽喉炎：干岗梅根15~30g，或鲜根30~60g。水煎服。

　　　　　　②治跌打损伤，疮疖痈肿：鲜岗梅叶适量，捣烂外敷。

皮孔

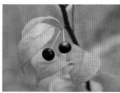

成熟果实

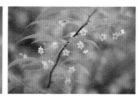

雌花

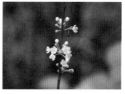

雄花

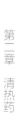

第二章　清热药

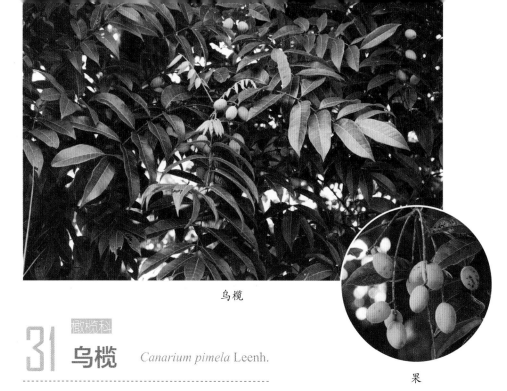

乌榄

果

31 乌榄

橄榄科

Canarium pimela Leenh.

【别　　名】木威子、乌橄榄或黑榄。

【识别特征】大乔木。具胶黏性芳香树脂。树皮灰褐色，平滑；小枝褐绿色，无毛。

叶　小叶4~6对，纸质至革质，无毛，宽椭圆形、卵形或圆形，长6~17cm，宽2~7.5cm，顶端急渐尖，尖头短而钝；基部圆形或阔楔形，偏斜，全缘；网脉明显。

花　腋生，为疏散的聚伞圆锥花序；雄花序多花，雌花序少花。花盘杯状、流苏状，雄花中的肉质，中央具一凹穴；雌花中的薄，边缘具6个波状浅齿。花期4~5月。

果　果序长8~35cm，有果1~4个；具长柄，成熟时紫黑色，狭卵圆形。果核横切面近圆形，平滑或在中间有一不明显的肋凸。果期5~11月。

【生长环境】生于低海拔杂木林中，有栽培。主产于福建、广东、海南、广西、四川、贵州及云南等地。

【药用部位】果实。

【性味功效】甘、酸、涩，平。清热解毒，润肺，生津。

【用法用量】内服：煎汤，6~12g；或熬膏、入丸剂。外用：适量，研末撒或油调敷。

【药方选录】①治时行风火喉病，喉间红肿：鲜橄榄、鲜莱菔，水煎服。

②治河鱼鳖诸毒，诸鱼骨鲠：橄榄捣汁或煎浓汤饮。

【附　　注】①叶：微苦、涩，凉。清热解毒，止血。

②根：淡、涩，平。祛风湿，舒筋络，止血。

南方中草药识别与家庭应用

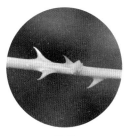

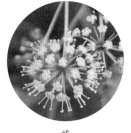

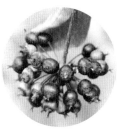

钩刺　　　　　　　　花　　　　　　　　果

32

三叶五加 *Acanthopanox trifoliatus* (Linn.) Merr.

【别　　名】白簕或三加皮。

【识别特征】攀缘状灌木。老枝灰白色，疏生向下的钩刺，刺先端钩曲，基部扁平。

叶　互生，有3小叶；叶柄长2~6cm；叶片椭圆状卵形，中央一片最大，先端短渐尖，基部楔形，上面脉上疏生刚毛，下面无毛，边缘有细锯齿。

花　伞形花序3~10组成的圆锥花序顶生；萼筒边缘有5小齿；花黄绿色，花瓣5，三角状卵形。花期8~11月。

果　核果浆果状，扁球形，成熟时黑色。果期9~12月。

【生长环境】生于村旁、山坡或灌木丛。主产于广东、广西、福建及云南等地。

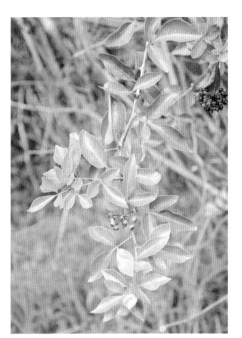

三叶五加

【药用部位】嫩枝叶。

【性味功效】苦、辛，微寒。清热解毒，活血消肿，除湿敛疮。

【用法用量】内服：煎汤，9~30g；或开水泡服。外用：适量，捣敷；或煎汤洗。

【药方选录】①治风湿骨痛：三加根、半枫荷、黑老虎、异形南五味藤、大血藤各15g，炖猪骨服。

②治湿疹：三加（全株）、水杨梅、小果倒地铃（全株）各适量。煎水外洗，后用干粉敷患处，每天2次。

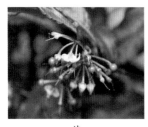 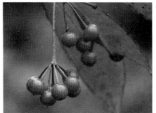 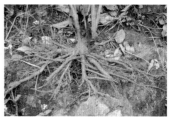

花　　　　　　　　果　　　　　　　　根

33 朱砂根 *Ardisia crenata* Sims

【别　　名】散血丹、大罗伞、大凉伞、金锁匙或开喉箭。

【识别特征】灌木。

　　叶　互生；叶片革质或坚纸质，椭圆形或椭圆状披针形，先端渐尖，基部楔形，边缘具皱波状或波状齿，具明显的边缘腺点，背面偶具极小的鳞片。

　　花　伞形花序生于侧枝顶端和叶腋；花白色或淡红色；萼片、花冠裂片、雄蕊背部均有腺点。花期6~7月。

　　果　核果球形，成熟时红色，有黑色腺点。果期10~12月。

【生长环境】生于林荫下或灌丛中。主产于我国长江流域以南各地。

【药用部位】根。

【性味功效】微苦、辛，平。解毒消肿，活血止痛，祛风除湿。

【用法用量】内服：煎汤，15~30g。外用：适量，捣敷。

【药方选录】①治咽喉肿痛：朱砂根9~15g。水煎服。或朱砂根全草6g，射干3g，甘草3g。水煎服。

②治风湿骨节痛：朱砂根15g，木通60g，鸡骨香9g，大血藤12g，桑寄生9g。浸酒1000mL，每服15~30mL，每日2次。

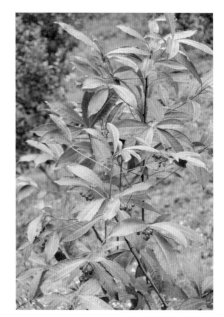

朱砂根

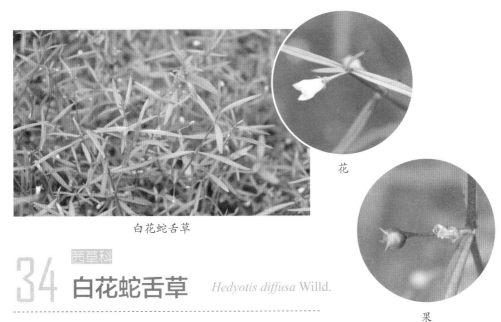

花

果

白花蛇舌草

34 白花蛇舌草 *Hedyotis diffusa* Willd.

【别　　名】蛇舌草、蛇删草或目目生珠草。

【识别特征】草本。茎纤弱，略带方形或圆柱形，秃净无毛。

　　叶 单叶对生；叶片线形至线状披针形，革质；托叶膜质，基部合生成鞘状，顶端有细齿。

　　花 单生或成对生于叶腋；花萼筒状，4裂，裂片边缘具短刺毛；花冠漏斗形，白色，先端4深裂。花期7~9月。

　　果 蒴果，扁球形，室背开裂。种子棕黄色，极细小。果期8~10月。

【生长环境】生于山坡或路边草丛。主产于广东、广西、福建、浙江及安徽等地。

【药用部位】全草。

【性味功效】苦、甘，寒。清热解毒，利尿消肿，活血止痛。

【用法用量】内服：煎汤，30~60g；或捣汁。外用：捣敷。

【药方选录】①治虫咬皮炎：金银花、蒲公英、紫花地丁各15g，野菊花、牛蒡子各12g，背天葵子、荆芥、防风各9g，白花蛇舌草、半枝莲各30g。水煎服，每日1剂。

②治痢疾、尿道炎：白花蛇舌草50g。水煎服。

【附　　注】同属植物伞房花耳草*Hedyotis corymbosa* (Linn.) Lam.形态似白花蛇舌草，但茎4棱，花2~4朵，果具棱，功效相似。

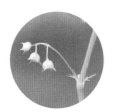

花

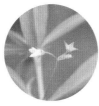

果

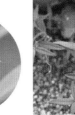

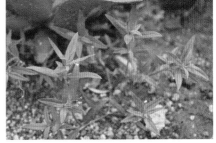

伞房花耳草

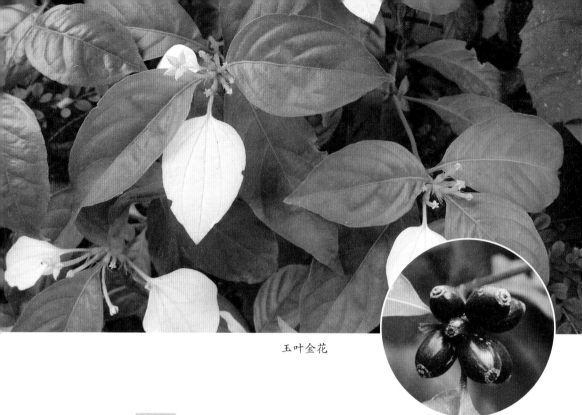

玉叶金花

果

35 玉叶金花 — 茜草科 — *Mussaenda Pubescens* Ait. f.

【别　　名】白纸扇、山甘草、凉口茶、蝴蝶藤或凉藤子。

【识别特征】攀缘灌木。

叶　对生或轮生，膜质或薄纸质，卵状长圆形或卵状披针形，顶端渐尖，基部楔形，上面近无毛，下面密被短柔毛；托叶三角形，深2裂，裂片钻形。

花　聚伞花序顶生；苞片线形，有硬毛；花萼管陀螺形，被柔毛，花萼裂片线形，一片花萼裂片扩大成花瓣状，白色；花冠黄色。花期6~7月。

果　浆果近球形，顶部有萼檐脱落后的环状疤痕，干时黑色。

【生长环境】生于灌丛、溪谷、山坡或村旁。主产于广东、广西、福建、湖南及江西等地。

【药用部位】根及藤茎。

【性味功效】甘、淡，凉。清热解暑，凉血解毒。

【用法用量】内服：煎汤，15~30g。

【药方选录】①治湿热小便不利：玉叶金花藤30g，鲜金银花藤60g，车前草30g。水煎服。

②治感冒、中暑：玉叶金花藤、牡荆叶各等量制茶，加薄荷少许，泡水饮用。

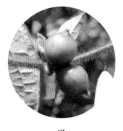
果
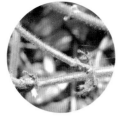
茎
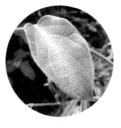
叶
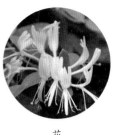
花

36 忍冬科 山银花 *Lonicera confusa* (Sweet) DC.

【别　　名】华南忍冬或土忍冬。

【识别特征】藤本；幼枝和叶柄均密被灰黄色卷曲短柔毛；小枝淡红褐色或近褐色。

叶　纸质，卵形至卵状矩圆形，顶端尖或稍钝而具小突尖，基部圆形或楔形，幼时两面有短糙毛，老时上面变无毛。

花　双花腋生或于小枝顶集合成总状花序，味香；苞片披针形；萼筒被短糙毛；花冠白色，后变黄色，唇形，筒直，被糙毛。花期4~5月。

果　椭圆形或近圆形，成熟时黑色。果熟期10月。

【生长环境】生于丘陵山坡、杂木林或灌丛中。主产于广东、海南及广西等地。

【药用部位】花蕾或带初开的花。

【性味功效】甘，寒。清热解毒，凉散风热。

【用法用量】内服：煎汤，9~15g；或入丸、散。外用：研末调敷。

【药方选录】①预防乙脑、流脑：金银花、连翘、大青根、芦根、甘草各9g。水煎代茶饮，每日一剂，连服3~5天。

②治热淋：金银花、海金沙藤、天胡荽、金樱子根、白茅根各30g。水煎服，每日一剂，5~7天为一疗程。

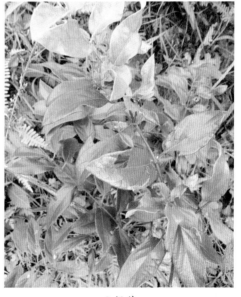
山银花

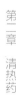
第二章　清热药

37 野菊

菊科

Dendranthema indicum (Linn.) Des Mou Linn.

【别　　名】苦薏、野山菊或路边菊。

【识别特征】草本。顶部的枝通常被白色柔毛，有香气。

　　　　叶　互生，卵圆形至长圆状卵形；有羽状深裂片；上面被疏柔毛，下面被白色短柔毛及腺体，沿脉毛较密。

　　　　花　头状花序顶生，数个排列成伞房花序状；总苞半球形，外层苞片椭圆形；花小，黄色，边缘假舌状，先端3浅裂；中央为管状花。花期6~10月。

　　　　果　瘦果具5条纵纹。果期8~10月。

【生长环境】生于路边、丘陵、荒地及林缘。全国大部分地区均有分布。

【药用部位】头状花序或全草。

【性味功效】苦、辛，微寒。清热解毒，泻火平肝。

【用法用量】内服：煎汤，9~15g。外用适量，煎汤外洗或制膏外涂。

【药方选录】①治流感：野菊花、金银花、连翘、牛蒡子各9g，薄荷、甘草各6g，水煎服。

②治热毒上攻所致的咽喉肿痛：野菊花、蒲公英、紫花地丁各15g，连翘10g，煎服内服。

③治肝热性高血压：野菊花、决明子各15g，泡水代茶饮。

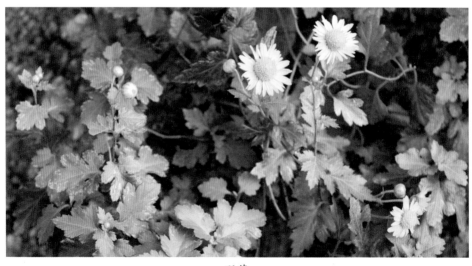

野菊

38 蒲公英

菊科

Taraxacum mongolicum Hand.-Mazz.

【别　　名】黄花地丁或婆婆丁。

【识别特征】草本，含白色乳汁。根深长，单一或分枝。

叶　叶根生，排成莲座状；叶片矩圆状披针形或倒卵形，基部下延成叶柄状，边缘浅裂或作不规则羽状分裂；可见带淡紫色斑，被白色丝状毛。

花　头状花序单一，顶生，全部为舌状花；花冠黄色；花茎上部密被白色丝状毛。花期4~5月。

果　瘦果倒披针形，具纵棱及刺状突起，顶端具喙，着生白色冠毛。果期6~7月。

【生长环境】生于山坡草地、路旁、河岸沙地及田野间。全国大部地区均有分布。

【药用部位】全草。

【性味功效】苦、甘，寒。清热解毒，消肿散结，利尿通淋。

【用法用量】内服：煎汤，9~30g（大剂60g）；捣汁或入散剂。外用：捣敷。

【药方选录】①治痈疖，疔疮：蒲公英、野菊花、金银花、地丁草各30g，水煎服。
②治感冒伤风：蒲公英30g，防风、荆芥各10g，大青叶15g，水煎服。

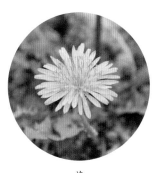

花

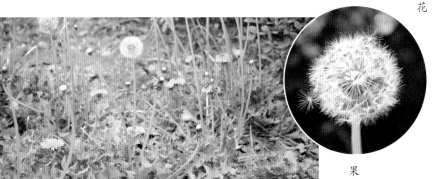

果

蒲公英

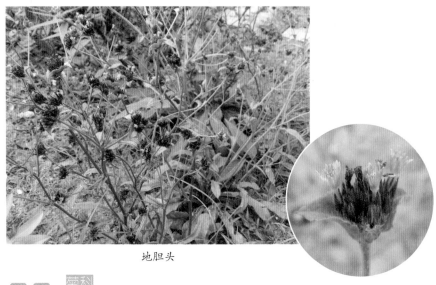

地胆头

花

39 地胆头

菊科

Elephantopus scaber Linn.

【别　　名】苦地胆、红花地胆头或土公英。

【识别特征】草本。全株被白色粗毛。茎二歧分枝。

叶　大部基生，匙形或长圆状倒披针形，基部渐狭，先端钝或短尖；茎生叶少而细，叶柄基部扩大抱茎。

花　头状花序约有小花4朵，生于枝顶；具3片叶状苞，苞叶卵形或长圆状卵形；淡紫色。花期8~12月。

果　瘦果有棱，顶端具长硬刺毛4~6。果期11月至次年2月。

【生长环境】生于山谷、路旁或荒地草丛。主产于广东、广西及福建等地。

【药用部位】全草。

【性味功效】苦、辛，寒。清热解毒，利尿消肿。

【用法用量】内服：煎汤，9~15g（鲜者30~60g）；或捣汁。外用：捣敷或煎水熏洗。

【药方选录】治黄疸：地胆头连根叶洗净，鲜者120~180g。煮肉食，连服4~5天。

【附　　注】同属植物白花地胆头*Elephantopus tomentosus* Linn.的全草也作地胆头使用。其特征为茎多分枝，叶茎生，花白色。

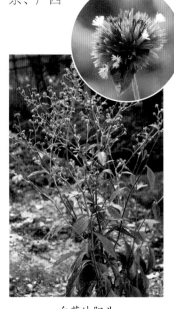

白花地胆头

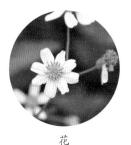
花

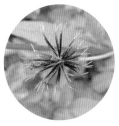
果

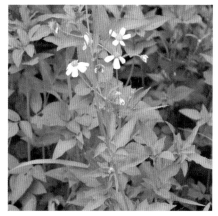
三叶鬼针草

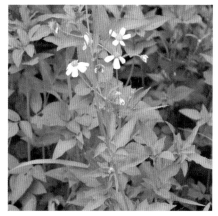

菊科

40 三叶鬼针草 *Bidens pilosa* Linn. var. *radiate* Sch.-Bip.

【别　　名】鬼针草、感冒草或一包针。

【识别特征】草本，茎直立，钝四棱形。

　　叶　中下部叶对生，一回羽状复叶，小叶3~7片，下部叶有长叶柄，向上逐渐变短；上部叶互生，3裂或不裂，线状披针形。

　　花　头状花序边缘具5~7片白色舌状花，管状花黄褐色。花期6~9月

　　果　瘦果黑色，条形，具棱，上部具瘤状突起及刚毛，顶端芒刺3~4枚，具倒刺毛。果期6~9月。

【生长环境】生于路边或荒野。主产于华北、华东、中南及西南等地区。

【药用部位】全草。

【性味功效】性平，味苦。清热解毒，止泻。

【用法用量】内服：煎汤，15~30g，鲜品倍量。外用：适量，捣敷或取汁涂。

【药方选录】①治食管炎：鬼针草30g，蒲公英30g，败酱草15g，川楝子、延胡索各10g，白芍20g，甘草3g。水煎服。

　　　　　　②治流行性感冒：鬼针草、仙鹤草各30g，黄芩、青蒿各9g，水煎服。

【附　　注】同属植物鬼针草*Bidens pilosa* Linn.（区别：头状花序无舌状花）和狼杷草*Bidens tripartita* Linn.（区别：中部叶3~5深裂，无复叶；外层苞片条形，无舌状花；冠毛为2芒刺）的全草亦药用。

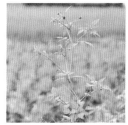
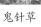
鬼针草

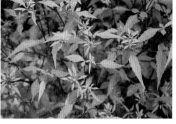
狼耙草

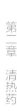

第二章　清热药

41 一点红

Emilia sonchifolia (Linn.) DC.

【别　　名】红背叶、叶下红或羊蹄草。

【识别特征】草本。茎直立，被疏毛。

叶　茎下部叶片长5~10cm，卵形，琴状分裂或具钝齿，上部叶小，通常全缘，基部耳状，抱茎，无柄，叶背常为紫红色。

花　头状花序，具长柄，花枝二歧分枝。总苞绿色，圆柱状，苞片1列，与花冠同长；花紫色，全为两性管状花。花期7~10月。

果　瘦果圆柱形，有棱，冠毛白色，柔软。果期7~10月。

【生长环境】生于村旁、路边或旷野草丛。主产于江西、福建、广西及广东等地。

【药用部位】全草。

【性味功效】苦，凉。清热解毒，散瘀消肿。

【用法用量】内服：煎汤，15~30g；外用适量，鲜品捣烂敷患处。

【药方选录】①治泌尿系感染，睾丸炎：一点红、狗肝菜各500g，车前草250g。加水1500mL，煎成500 mL。每服20 mL，每日3次。

②治脓肿、乳腺炎、甲沟炎：一点红、穿心莲、白花蛇舌草、鸡骨香、两面针各50g，共研细粉。高压消毒后，加凡士林至1000g，即成25%的药膏。敷患处，每日一次。

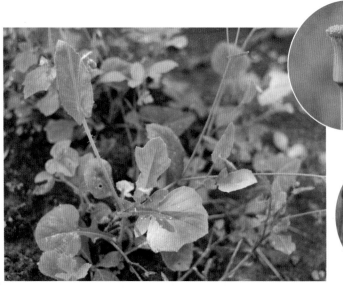

一点红

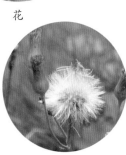

花

果

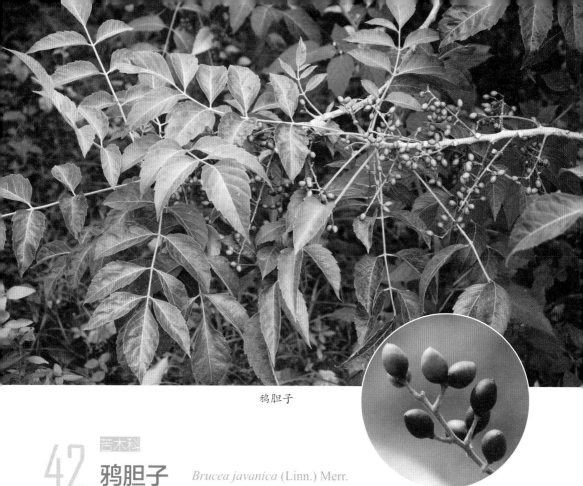

鸦胆子

果

42 苦木科
鸦胆子
Brucea javanica (Linn.) Merr.

【别　　名】老鸦胆、苦参子、鸭蛋子或小苦楝。

【识别特征】大灌木，全株均被黄色柔毛。

　　叶　奇数羽状复叶，互生，具长柄；小叶5~11枚，对生，长卵状披针形，先端渐尖，基部楔形或两侧不对称的斜圆形，边缘有三角形粗齿。

　　花　圆锥聚伞花序腋生，雌雄异株；雄花序长10~30cm，雌花序长4~18cm；花极小，红黄色。花期3~8月。

　　果　核果长卵形，先端略向外弯，成熟时黑色，具突起网纹。果期4~9月。

【生长环境】生于草地、灌木丛中及路旁向阳处。主产于广东及广西等地。

【药用部位】果实。

【性味功效】苦，寒。有小毒。清热解毒，截疟，止痢；外用腐蚀赘疣。

【用法用量】内服：用龙眼肉或胶囊包裹，饭后吞服，0.5~2g。外用：捣敷。

【药方选录】①治疟疾：鸦胆子仁10粒，入龙眼肉内吞服。每日3次，第3日后减少量，连服5日。

②治久痢便血：五灵脂（炒）15g，木香10g，黄连15g，鸦胆子仁20g，将上药研为细粉，面糊为丸，每日3次，每次15g。

第二章　清热药

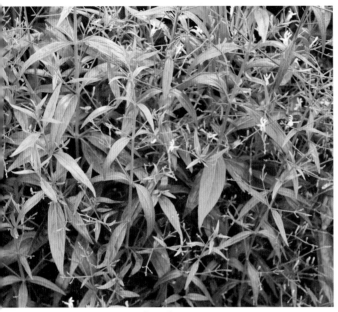

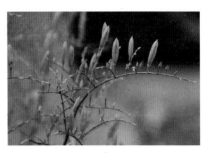

果

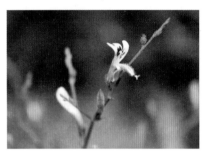

花

穿心莲

43 穿心莲 爵床科 *Andrographis paniculata* (Burm. f.) Nees

【别　　名】榄核莲、一见喜、斩舌剑、苦草或四方草。

【识别特征】草本。茎方形，多分枝，节膨大，茎叶味极苦。

叶　单叶对生，纸质，叶片长圆状卵形至披针形，先端渐尖，基部楔形，全缘或有浅齿，叶柄短或近于无柄。

花　圆锥花序生于枝顶或叶腋；花冠白色，近唇形，常有淡紫色条纹。花期9~10月。

果　蒴果长椭圆形，成熟时2瓣开裂。种子细小，红色。果期10~11月。

【生长环境】我国南方地区均有栽培。

【药用部位】地上部分。

【性味功效】苦，寒。清热解毒，凉血，消肿。

【用法用量】内服：煎汤，9~15g；或研末。外用：煎汁涂或研末调敷。

【药方选录】①治细菌性痢疾，肠炎：鲜穿心莲叶10~15片，水煎，调蜜服。

②治感冒发热头痛及热泻：穿心莲研末。每次9g，每日服3次，开水送服。

44 马蓝
爵床科 *Strobilanthes cusia* (Nees) O. Ktze

【别　名】南板蓝根、广东板蓝根或蓝靛根。

【识别特征】草本，茎方形，节膨大。

叶　单叶对生，长圆形，表面深绿色，背面浅绿色，边缘有浅锯齿。

花　穗状花序，着生枝顶；花冠筒状漏斗形，淡紫色，花冠筒近中部略向下弯曲，先端5裂。

果　蒴果棒状，稍具4棱。

【生长环境】生于林边潮湿处。主产于福建、广东及四川等地。

【药用部位】根及根茎。

【性味功效】苦，寒。清热解毒，凉血消肿。

【用法用量】内服：煎汤，9~15g。

【药方选录】①预防流行性乙型脑炎：南板蓝根15g,煎服，每日1剂，连服5天。
②治流行性感冒：南板蓝根30g，羌活15g，煎汤，每日2次分服，连服2~3日。

花

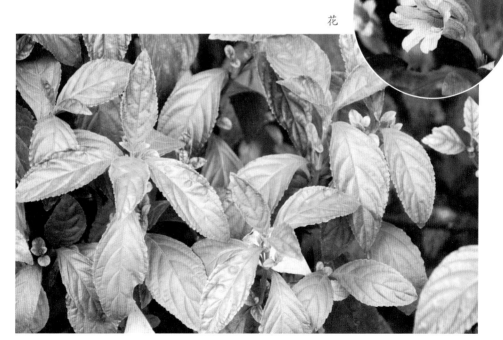

马蓝

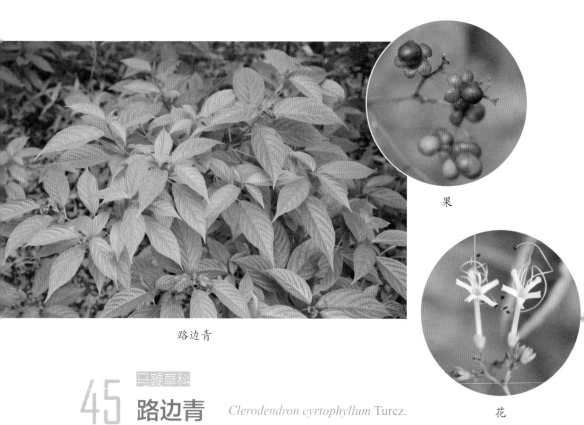

果

花

路边青

45 路边青 *Clerodendron cyrtophyllum* Turcz.

【别　　名】大青或臭大青。

【识别特征】灌木。枝条黄褐色，幼时有毛。

叶　单叶对生；叶柄被白色短软毛，上面沟状；叶片卵形或椭圆形，先端锐尖至渐尖，基部圆形，全缘。

花　伞房状圆锥花序顶生；总花梗长5~7cm；苞片线形，对生；花萼钟状，外被黄褐色细毛；花冠管状，白色。花期6~8月。

果　浆果，球形或倒卵圆形，基部具宿存萼。果期7~9月。

【生长环境】生于荒地、低丘陵地或疏林下。主产于福建、广东及广西等地。

【药用部位】根。

【性味功效】苦，寒。清热解毒，凉血清斑。

【用法用量】内服：煎汤，10~15g。鲜品30~60g。

【药方选录】①预防乙脑，流脑：路边青叶15g，黄豆30g，水煎服，每日1剂，连服7天。

②治血淋，小便尿血：鲜路边青叶30~60g，生地15g。水煎调冰糖服。每日2次。

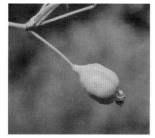

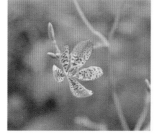

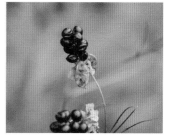

果　　　　　　　　　花　　　　　　　　　种子

46 鸢尾科 射干 *Belamcanda chinensis* （Linn.）DC.

【别　　名】乌扇、绞剪草、剪刀草、山蒲扇、野萱花或蝴蝶花。

【识别特征】草本，根茎鲜黄色。茎直立。

叶　2列，扁平，嵌叠状宽剑形，长25~60cm，宽2~4cm，常带白粉，先端渐尖，基部抱茎，叶脉平行。

花　总状花序顶生，二叉分歧；花梗基部具膜质苞片；花被6，2轮，内轮3片较小，花被片椭圆形，橘黄色而具有暗红色斑点。花期7~9月。

果　蒴果椭圆形，具3棱，成熟时3瓣裂。种子黑色，近球形。果期8~10月。

【生长环境】生于山坡、草原、田野旷地或为栽培。主产于湖北、河南、江苏、安徽、广西、广东、福建、贵州及云南等地。

【药用部位】根茎。

【性味功效】苦，寒。清热解毒，消痰，利咽。

【用法用量】内服：煎汤，3~10g；或入散剂或鲜用捣汁。外用：研末调敷。

【药方选录】治咽喉肿痛：桔梗6g，射干、甘草、连翘、山豆根、牛蒡子、玄参、荆芥、防风各3g，加竹叶，水煎服。

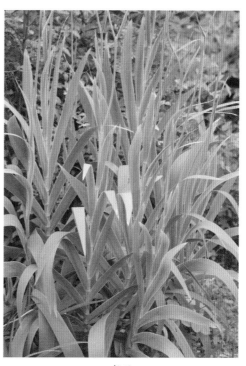

射干

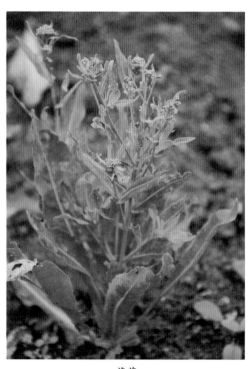

花

47 菘蓝

十字花科

Isatis indigotica Fort.

【别　　名】板蓝根、北板蓝根、靛青根或蓝靛根。

【识别特征】草本。主根深长，外皮灰黄色。茎直立。

　　　　叶　互生；基生叶较大，具柄，叶片长圆状椭圆形，渐上渐小，先端钝尖，基部箭形，半抱茎，全缘或有不明显的细锯齿。

　　　　花　总状花序；花小，无苞，花梗细长；花萼绿色；花瓣黄色，倒卵形。花期5月。

　　　　果　长角果长圆形，扁平翅状，具中肋。果期6月。

【生长环境】多为栽培。内蒙古、陕西、甘肃、河北、山东、江苏、浙江、安徽、贵州等地均有栽培。

【药用部位】根。

【性味功效】苦，寒。清热解毒，凉血利咽。

【用法用量】内服：煎汤，9~15g。

【药方选录】①预防流行性乙型脑炎：板蓝根15g，煎服，每日1剂，连服5天。

②治流行性感冒：板蓝根30g，羌活15g，煎汤，每日2次分服，连服2~3日。

【附　　注】叶（大青叶）：苦，寒。清热解毒，凉血消斑。

菘蓝

南方中草药识别与家庭应用

48 大戟科 小飞扬 *Euphorbia thymifolia* Linn.

【别　　名】细叶飞扬草、千根草、小乳汁草或痢疾草。

【识别特征】草本，含白色乳汁。茎匍匐，多分枝，通常红色。

　　　　叶　单叶对生，椭圆形至矩圆形，先端钝，基部偏斜，边缘有极小的锯齿，上面深绿色，下面浅绿带灰白色；托叶细小，生于叶柄基侧。

　　　　花　杯状花序单生或少数聚伞状排列于叶腋；总苞陀螺状，淡紫色；花单性，无花被；雌雄花同生于总苞内。花期6~11月。

　　　　果　蒴果卵状三棱形。果期6~11月。

【生长环境】生于路旁、草丛或稀疏灌丛。主产于广东、福建、云南及贵州等地。

【药用部位】全草。

【性味功效】酸涩，凉。清热解毒，利湿，消肿。

【用法用量】内服：煎汤，15~30g（鲜者30~60g）；或捣汁煎。外用：捣敷或煎水洗。

【药方选录】①治疟疾：生小飞扬草120g，水煎，冲红砂糖适量，在发作前二小时服。

　　　　　　②治痢疾：小飞扬草50g，老茶叶15g。煎水，冲蜜糖服。

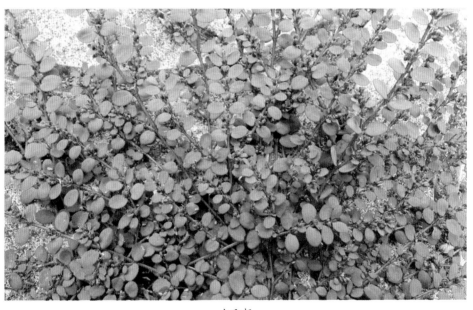

小飞扬

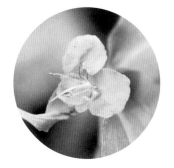

花

49 鸭跖草

鸭跖草科

Commelina communis Linn.

【别　　名】竹节菜、耳环草、蓝花菜或桂竹草。

【识别特征】草本。茎圆柱形，肉质，下部茎匍匐状，节常生根，具纵细纹。

叶　单叶互生；叶片卵圆状披针形，先端渐尖，基部下延成膜质鞘，抱茎，有白色缘毛。

花　聚伞花序，顶生或腋生；花瓣上面两瓣为深蓝色，下面一瓣为白色；总苞片佛焰苞状，与叶对生，心形，稍镰刀状弯曲，边缘常有硬毛。花期7~9月。

果　蒴果椭圆形，压扁状，成熟时裂开。种子三棱状半圆形，暗褐色。果期9~10月。

【生长环境】生于湿润沟边、田埂、荒地及林缘草丛中。全国大部分地区有分布。

【药用部位】地上部分。

【性味功效】甘、淡，寒。清热泻火，解毒，利水消肿。

【用法用量】内服：煎汤，15~30g（鲜者60~90g），或捣汁。外用：捣敷。

【药方选录】治外感风热，发热口渴，微恶风者：薄荷10g，鲜鸭跖草30g，芦根50g，水煎服。

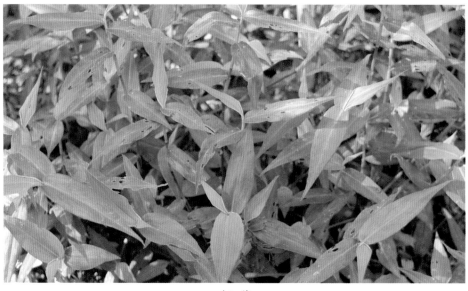

鸭跖草

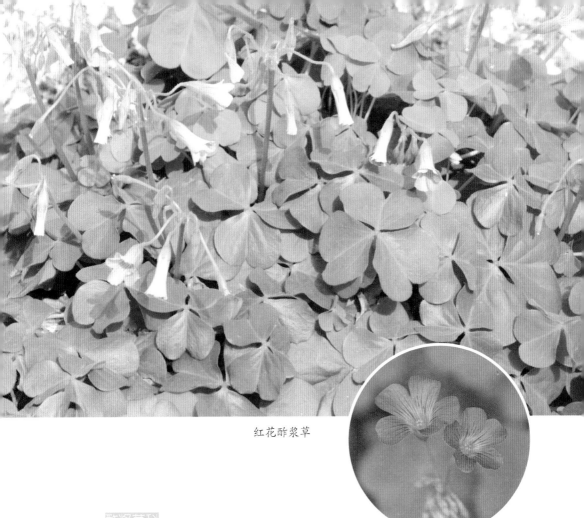

红花酢浆草

花

酢浆草科

50 红花酢浆草 *Oxalis corymbosa DC.*

【别　　名】大酸味草或大叶酢浆草。

【识别特征】草本。无地上茎；具球状鳞茎，外层鳞片膜质，内层鳞片呈三角形。

叶　基生；叶柄长5~30cm，被毛；小叶3，扁圆状倒心形，顶端凹入，基部宽楔形；托叶长圆形，顶部狭尖，与叶柄基部合生。

花　二歧聚伞花序，排列成伞形花序，总花梗基生，总花梗长10~40cm，被毛；花瓣5，倒心形，淡紫色至紫红色。花期3~12月。

果　蒴果近圆柱形，有5棱，被柔毛，熟时裂开将种子弹出。种子小，扁卵形，褐色。果期3~12月。

【生长环境】生于耕地、荒地或路旁。全国各地均有分布。

【药用部位】全草。

【性味功效】酸，寒。清热解毒，散瘀消肿，调经。

【用法用量】内服：煎汤，9~15g；外用适量，鲜草捣烂敷患处。

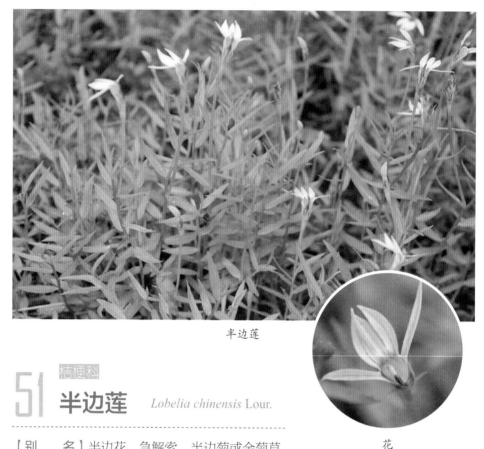

半边莲

51 桔梗科
半边莲 *Lobelia chinensis* Lour.

花

【别　　名】半边花、急解索、半边菊或金菊草。

【识别特征】矮小草本。全株光滑无毛，有乳汁。根淡黄白色。

　　　　叶　互生，无柄；条形或条状披针形，全缘或有疏齿。

　　　　花　淡紫色或白色，花小，腋生；花冠基部合成管状，上部向一边5裂展
　　开，中央3裂片较浅，两侧裂片深裂至基部。花期5~8月。

　　　　果　蒴果顶端2瓣开裂；种子细小。果期8~10月。

【生长环境】生于水田边、路沟旁或潮湿荒地。分布于安徽、广西及广东等地。

【药用部位】全草。

【性味功效】辛，平。清热解毒，利尿消肿。

【用法用量】内服：煎汤，9~15g（鲜品30~90g，捣汁服）；外用适量，捣敷。

【选方录用】①治腹水：半边莲、金钱草各9g，大黄12g，枳实18g。水煎，连服
　　　　　　5日，每日1剂。

　　　　　　②治黄疸、水肿、小便不利：半边莲、白茅根各30g。水煎，分2次
　　　　　　用白糖调服。

南方中草药识别与家庭应用

52 余甘子

Phyllanthus emblica Linn.

【别　　名】油柑子或土甘子。

【识别特征】灌木。树皮灰白色，薄而易脱落，露出大块赤红色内皮。

　　　　叶　互生于细弱的小枝上，2列，密生，极似羽状复叶；落叶时整个小枝脱落；托叶线状披针形；叶片长方线形或线状长圆形。

　　　　花　簇生于叶腋，花小，黄色；单性，雌雄同株；每簇有雌花1朵，每花有花萼5~6片，无瓣。花期4~5月。

　　　　果　果实肉质，圆而略带6棱，初为黄绿色，成熟后呈赤红色，味先酸涩而后回甜。果期9~11月。

【生长环境】生于疏林下或山坡向阳处。主产于福建、广东、海南、广西及云南等地。

【药用部位】成熟果实。

【性味功效】甘、酸、涩，凉。清热凉血，消食健胃，生津止咳。

【用法用量】内服：煎汤，15~30g；或鲜品取汁。

【药方选录】治感冒发热，咳嗽，咽喉痛：鲜余甘子10~30粒。水煎服。

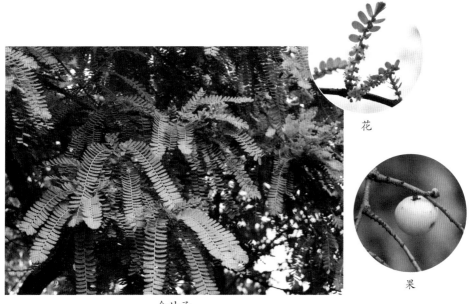

花

果

余甘子

53 大叶冬青 *Ilex latifolia* Thunb.

【别　　名】苦丁茶或宽叶冬青。

【识别特征】大乔木，全体无毛；树皮灰黑色；分枝具纵棱及槽，有明显隆起、阔三角形的叶痕。

　　叶　单叶互生，革质，长圆状椭圆形，顶端短渐尖或钝，基部渐狭，边缘有小锯齿，齿钝而有黑色尖头，两面无毛；叶脉于上面凹入成沟状。

　　花　花白色，单性，雌雄异株。雄花序为腋生聚伞花序，通常有花3~7朵，花萼卵形或三角状圆形；花冠轮状，花瓣4片。花期4月。

　　果　果序腋生，假总状，总轴粗壮，核果球形，红色，顶部有盘状宿存柱头。果期9~10月。

【生长环境】生于常绿阔叶林、灌丛或竹林中。主产于江西、福建及广西等地。

【药用部位】叶。

【性味功效】甘、苦，寒。疏风清热，除烦止咳，消食化痰。

【用法用量】内服：煎汤，3~9g；或入丸剂。外用：适量，煎水熏洗，或涂搽。

【药方选录】①治高血压：苦丁茶、桑叶、白茅根各10g，菊花15g。水煎服。

　　　　　　②治风热头痛：菊花、苦丁茶、桑叶各15g，羌活10g。水煎服。

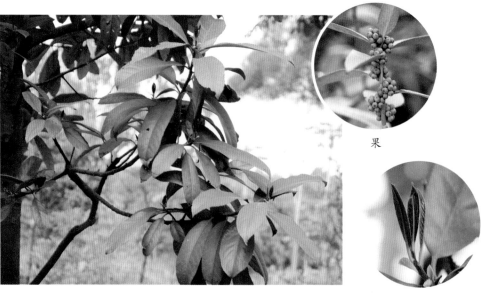

果

大叶冬青

嫩芽

第三章

泻下药

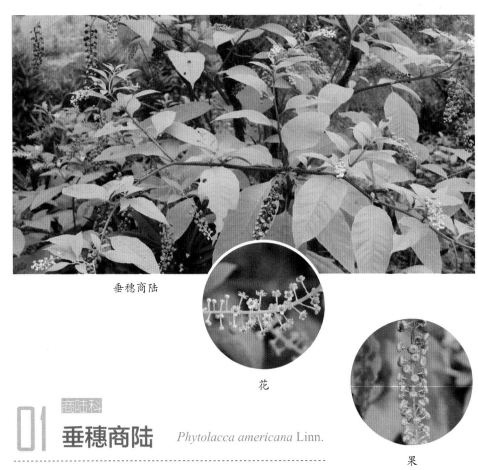

垂穗商陆

花

果

01 垂穗商陆 *Phytolacca americana* Linn.

【别　　名】章柳根、见肿消或美洲商陆。

【识别特征】草本。根粗壮，肥大，倒圆锥形。茎直立，圆柱形，偶带紫红色。

叶　椭圆状卵形或卵状披针形，长9~18cm，宽5~10cm，顶端急尖，基部楔形；叶柄长1~4cm。

花　总状花序顶生或侧生，长5~20cm；花白色，微带红晕；花被片5，雄蕊、心皮及花柱通常均为10，心皮合生。花期6~8月。

果　果序下垂；浆果扁球形，成熟时紫黑色；种子肾圆形。果期8~10月。

【生长环境】生于林下、路边及宅旁阴湿处。主产于江苏、江西、广西及四川等地。

【药用部位】根。

【性味功效】苦，寒。有毒。逐水消肿，通利二便，外用解毒散结。

【用法用量】内服：煎汤，3~9g。外用鲜品捣烂或干品研末涂敷。

【药方选录】治水肿：甘遂15g，牵牛子15g，商陆18g，防己15g，葶苈子9g，研末，每服2~3g，每次服后泻污水或清水3~4次。每日服1次，重者服7次，忌食盐。

02 巴豆 *Croton tiglium* Linn.

大戟科

【别　　名】双眼龙、大叶双眼龙、江子或猛子树。

【识别特征】乔木。幼枝绿色；二年生枝灰绿色，有不明显黄色细纵裂纹。

叶　互生；叶柄长2~6cm；叶片卵形，先端渐尖，基部阔楔形，近叶柄处有2腺体，叶缘有疏浅锯齿，两面均有稀疏星状毛，主脉3出。

花　单性，雌雄同株；总状花序顶生，上部着生雄花，下部着生雌花；雄花绿色，花萼5裂，花瓣5，反卷；雌花花萼5裂，无花瓣。花期3~5月。

果　蒴果长圆形至倒卵形，有3钝角。种子长卵形，3枚，淡黄褐色。果期6~7月。

【生长环境】生于山谷、溪边或旷野中。主产于四川、云南、贵州、广西、广东及福建等地；多为栽培。

【药用部位】种子或其种子炮制品。

【性味功效】辛，热。有大毒。峻下冷积，逐水退肿，豁痰利咽；外用蚀疮。

【用法用量】内服：入丸散，0.1~0.3g（用巴豆霜）。外用适量，研末涂患处，或捣烂以纱布包擦患处。

【药方选录】治小儿鹅口疮：巴豆1g，西瓜子仁0.5g，共研后加少许香油调匀，揉成小团状敷于印堂穴，15分钟后去下，每日1次。连用2次。

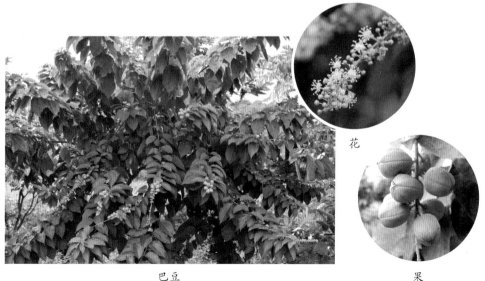

花

巴豆

果

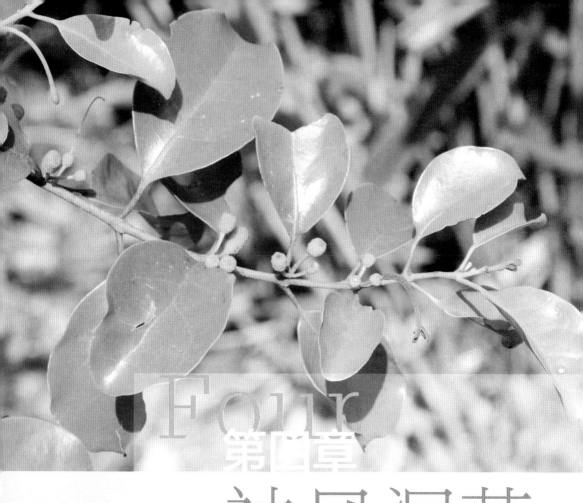

Four
第四章
祛风湿药

01 毛茛科 威灵仙 *Clematis chinensis* Osbeck

【别　　名】百条根、老虎须或铁扫帚。

【识别特征】攀缘灌木。根多数丛生，细长，外皮黑褐色。茎具明显条纹，幼时被白色细柔毛，老时脱落。

　　叶　对生，羽状复叶，小叶3~5片，小叶卵形或卵状披针形，先端尖，基部楔形，全缘，上面沿叶脉有细毛，下面光滑，主脉3条。

　　花　圆锥花序腋生及顶生，长12~18cm；苞片叶状；萼片4，花瓣状，白色，顶端常有小尖头突出，外侧被白色柔毛，内侧光滑无毛。花期5~6月。

　　果　瘦果扁平状卵形，花柱宿存，延长呈白色羽毛状。果期6~7月。

【生长环境】生于山野、田埂及路旁。主产于江苏、安徽及浙江等地。

【药用部位】根。

【性味功效】辛、咸，温。祛风除湿，通络止痛。

【用法用量】内服：煎汤，6~9g；浸酒或入丸、散。外用：捣敷。

【药方选录】①治跟骨骨刺、足跟痛：威灵仙50~100g，放入2000~2500mL的清水中，煮沸30分钟，待药液温度适宜，加入陈醋50mL，浸泡患足1小时。每日1次，连用7~10天。

②治急性腰扭伤：威灵仙20g，当归尾10g，牛膝15g，牛蒡子10g。水煎服，每日1剂。

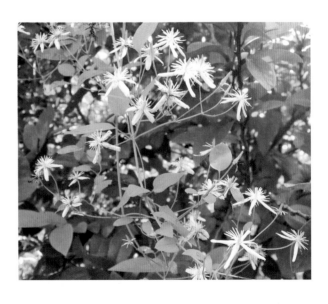

威灵仙

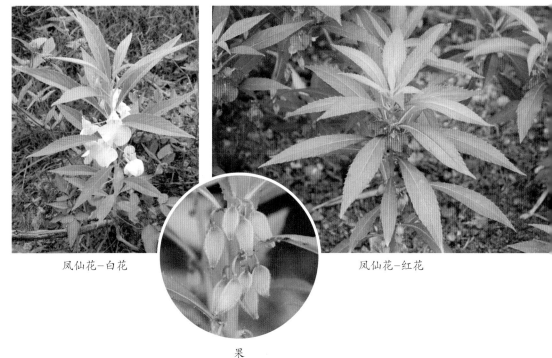

凤仙花-白花

果

凤仙花-红花

02 凤仙花科 凤仙花 *Impatiens balsamina* Linn.

【别　　名】急性子、指甲花或透骨草。

【识别特征】草本。茎肉质，直立，粗壮。

　　叶　互生；叶柄长1~3cm，两侧有数个腺体；叶片披针形，先端长渐尖，基部渐狭，边缘有锐锯齿，侧脉5~9对。

　　花　花梗短，单生或数枚簇生于叶腋，密生短柔毛；粉红色或杂色，单瓣或重瓣。

　　果　蒴果纺锤形，熟时一触即裂，密生茸毛。种子多数，球形，黑色。

【生长环境】全国各地均有栽培。

【药用部位】花。

【性味功效】甘、苦，微温。祛风除湿，活血止痛，解毒杀虫。

【用法用量】内服：煎汤，1.5~3g，鲜品可用至3~9g。外用：适量，鲜品研烂涂；或煎水洗。

【药方选录】治筋骨伤损，并血脉不行：凤仙花90g，当归尾60g，浸酒饮。

【附　　注】成熟种子（急性子）：微苦、辛，温。有小毒。破血，软坚，消积。

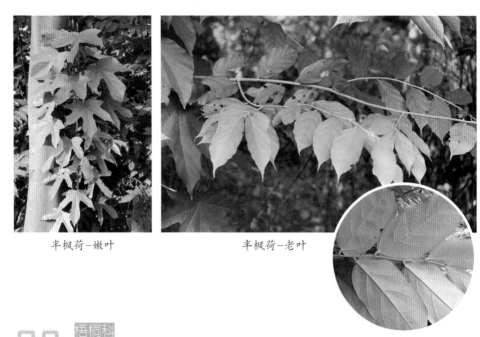

半枫荷-嫩叶　　　　　半枫荷-老叶

叶背

03 半枫荷
悟桐科

Pterospermum heterophyllum Hance

【别　　名】翻白叶树、白背枫、阴阳叶或铁巴掌。

【识别特征】乔木。树皮灰色或灰褐色；小枝被黄褐色短柔毛。

　　叶　互生；二形，幼树或再萌发新枝的叶盾状，掌状3~5裂，基部截形；叶柄长12cm，被毛；老树上的叶长圆形，先端钝、急尖或渐尖，基部截形或斜心形；叶柄长1~2cm，被毛，上面几无毛，下面密被黄褐色星状毛。

　　花　单生或2~4朵组成聚伞花序，腋生；花梗长5~15cm；小苞片鳞片状；花青白色；萼片5，条形。花期8~9月。

　　果　蒴果木质，长圆状卵形，被黄褐色绒毛，果柄粗壮。种子具膜质翅。果期9~10月。

【生长环境】生于山野间或栽培。主产于福建、广东、海南及广西等地。

【药用部位】根。

【性味功效】辛、甘，微温。祛风除湿，活血通络。

【用法用量】内服：煎汤，9~15g；或浸酒。

【药方选录】治风湿肿痛：半枫荷30g、千斤拔30g、豆豉姜15g、山白芷15g、过江龙30g、清水600mL，煎成150mL，内服。

【附　　注】叶：甘、淡，微温。活血止血。

04 翼核果 *Ventilago leiocarpa* Benth.

鼠李科

【别　　名】血风根、青筋藤或扁果藤。

【识别特征】藤状灌木；幼枝被短柔毛，小枝褐色，有条纹。

　　　　叶　薄革质，卵状矩圆形，顶端渐尖或短渐尖，基部近圆形，边缘近全缘，两面无毛，主脉及侧脉上面下凹，下面凸起，具明显的网脉。

　　　　花　花小，两性，单生或数个簇生于叶腋，少有排成顶生聚伞总状或聚伞圆锥花序；萼片三角形；花瓣倒卵形。花期3~5月。

　　　　果　核果，翅宽7~9mm，顶端钝圆，有小尖头。果期4~7月。

【生长环境】生于疏林下或灌丛中。产于福建、广东、广西、湖南及云南等地。

【药用部位】根。

【性味功效】苦，温。养血祛风，舒筋活络。

【用法用量】内服：煎汤，15~30g。

【药方选录】治风湿性腰腿痛：翼核果根、半枫荷、钉地根、穿山龙、鸡骨香、杜仲各30g，浸酒1000mL，内服。

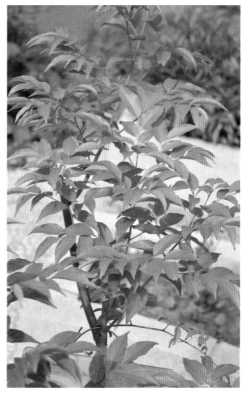

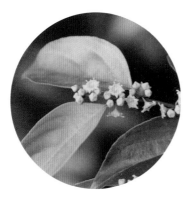

花

翼核果

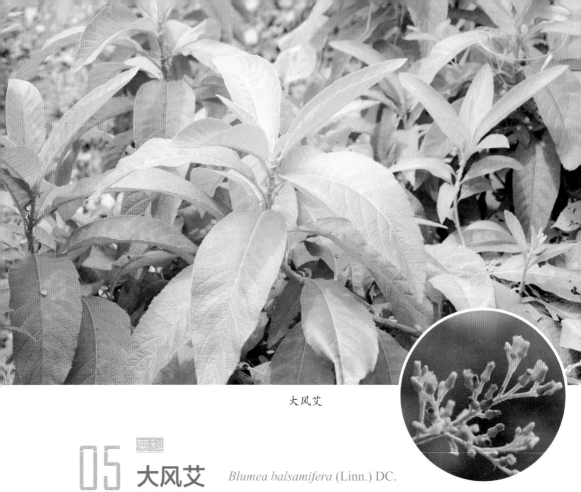

大风艾

05 菊科 大风艾 *Blumea balsamifera* (Linn.) DC.

花

【别　　名】艾纳香或冰片艾。

【识别特征】大草本。全株密被黄白色绒毛，具香气。茎直立，木质化。

　　　　叶　单叶互生。叶片椭圆状披针形，长12~24cm，宽4~10cm，先端短
尖，基部阔楔形，边缘具不整齐锯齿，上面具短柔毛，下面密被银白色绒毛。

　　　　花　头状花序排列成伞房状；总苞片披针形，数轮，覆瓦状排列；花黄
色，边花为雌性，多数，丝状；中央为两性花，花冠管状。花期4~5月。

　　　　果　瘦果有10棱，被绒毛，顶端有淡白色冠毛1轮。果期6~9月。

【生长环境】生于园边、路旁或灌丛中。主产于广西、广东、贵州及云南等地。

【药用部位】全草。

【性味功效】辛、微苦，微温。祛风消肿，活血散瘀。

【用法用量】内服：煎汤，10~20g；外用适量，鲜茎叶捣烂敷患处，或煎水洗。

【药方选录】①治风湿性关节炎：大风艾根、鸡血藤各30g，两面针15g。水煎或
　　　　　　　浸酒服。

　　　　　　②治痛经：大风艾根30g，益母草15g。水煎服。

【附　　注】叶提取结晶为植物冰片，称为"艾片"。

南方中草药识别与家庭应用

06 毛麝香

Adenosma glutinosum (Linn.) Druce

【别　　名】麝香草、凉草、饼草或香草。

【识别特征】草本。茎直立、粗壮，被黏质疏长毛。

叶　单叶对生，叶片卵形，先端钝，基部浑圆或阔楔尖，边缘有钝锯齿，两面均被茸毛。

花　紫蓝色，单生于上部叶腋内或顶部，成疏散的总状花序；小苞片2枚；萼片5，上面4枚线形，最下1枚披针形，较大。花期7~9月。

果　蒴果矩圆状圆锥形。果期8~10月。

【生长环境】生于荒山坡或疏林下湿润处。主产于福建、广东、广西及云南等地。

【药用部位】全草。

【性味功效】辛，温。祛风止痛，散瘀消肿，解毒止痒。

【用法用量】内服：煎汤，9~19g。外用：煎水洗或捣敷。

【药方选录】治跌打瘀伤：毛麝香、入地金牛、金钮扣、血见愁各15g，金耳环3g，清水300mL，煎服。

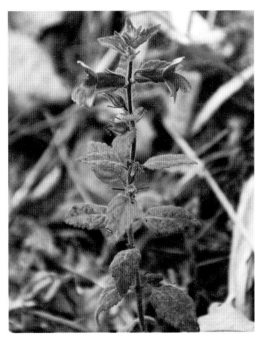

毛麝香

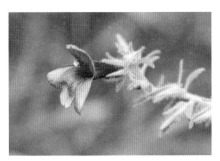

花

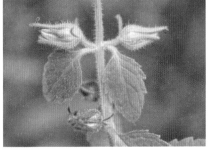

果

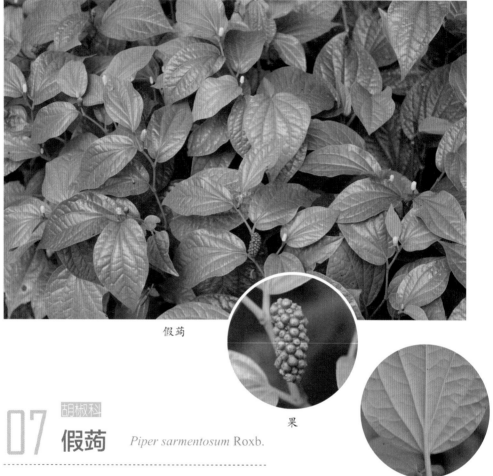

假蒟

果

离基脉

07 假蒟
胡椒科
Piper sarmentosum Roxb.

【别　　名】假蒌、荜拨子、钻骨风或石南藤。

【识别特征】草本，揉之有香气。茎节膨大，常生不定根。

　　叶　单叶互生，叶阔卵形，长7~14cm，宽6~13cm，先端短尖，基部心形，离基叶脉7条，叶鞘长度约为叶柄的一半；叶柄长1~5cm。

　　花　穗状花序；单性，雌雄异株，无花被；雄花序长1.5~2cm，苞片扁圆形；雌花序长6~8mm。花期4~10月。

　　果　浆果近球形，具角棱，下部嵌生于序轴中。果期5~10月。

【生长环境】生于山谷密林或村旁湿润处。主产于福建、广东、海南及广西等地。

【药用部位】全草。

【性味功效】辛，温。祛风散寒，行气止痛，活络，消肿。

【用法用量】内服：煎汤，9~15g。外用：适量，捣敷。

【药方选录】治龋齿痛：假蒟根15g。水煎含漱。

骨碎补科

白毛蛇 *Humata tyermanni* Moore

【别　　名】圆盖阴石蕨、上树蛇、白毛伸筋或老鼠尾。

【识别特征】根茎粗壮，长而横生，密被棕色至灰白色、基部近圆形、向上为狭披针形鳞片，膜质，盾状着生。

　　　　叶　叶远生；叶片革质，宽卵状三角形，二至四回深羽裂；羽片有柄，叶柄长6~8cm；基部1对最大，第2对以上的羽片较小；末回裂片有长短不等2个钝齿，每齿有1条小脉。

　　　　孢子　孢子囊群生于小脉先端；囊群盖近圆形，仅基部一点着生。

【生长环境】生于山地石上或林中树干。主产于江西、福建、广东及广西等地。

【药用部位】根茎。

【性味功效】微苦、甘、平。清热解毒，祛风除湿，活血通络。

【用法用量】内服：煎汤，10~30g；研末，或浸酒。外用：适量，鲜品捣敷。

【药方选录】①治风湿骨痛：白毛蛇30~50g，配猪骨，水煎服。

　　　　　　②治小便混浊、血尿：白毛蛇（去毛）、茅根各30g和冬瓜皮适量，水煎服。

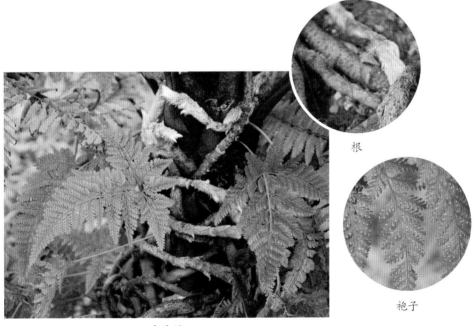

根

孢子

白毛蛇

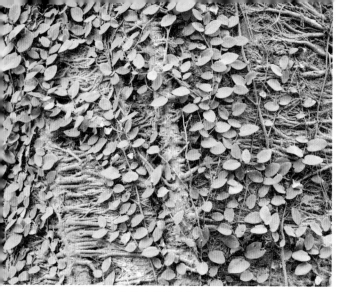
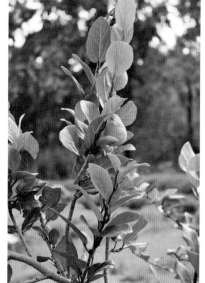

薜荔（营养叶）　　　　　　　　　　　薜荔（繁殖叶）

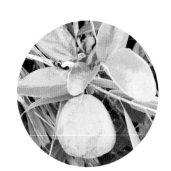

果

09 薜荔 桑科 *Ficus pumila* Linn.

【别　　名】广东王不留行、凉粉果或木馒头。

【识别特征】攀缘状灌木，有白色乳汁，具托叶环痕。

　　叶　叶二型，营养枝贴生于树上或石壁上，节上长不定根，叶较小，膜质；繁殖枝直立，叶较大，卵状椭圆形，革质，背面网脉明显突起。

　　花　隐头花序单生于叶腋，梨形或倒卵形，长3~6cm，宽3~5cm，顶部截平，幼时被黄色短柔毛，成熟时绿带浅黄色或微红。花期5~6月。

　　果　瘦果近球形，有黏液。果期9~10月。

【生长环境】生于旷野树上或村边残墙破壁上。主产于华东、中南及西南等地区。

【药用部位】茎叶。

【性味功效】酸，凉。祛风除湿，活血通络，解毒消肿。

【用法用量】内服：煎汤，9~15g（鲜品60~90g）；捣汁、浸酒或研末。外用：捣汁涂或煎水熏洗。

【药方选录】①治风湿痛，手脚关节不利：薜荔藤9~15g，煎服。

　　　　　　②治腰痛、关节痛：薜荔藤60g。酒水各半同煎，红糖调服，每日1剂。

【附　　注】花序托（广东王不留行）：甘、微涩，平。活血通经，下乳，消肿。

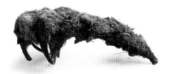

根茎

根茎切片

10 蚌壳蕨科 金毛狗脊 *Cibotium barometz* (Linn.) J. Sm.

【别　　名】黄狗头、金毛狮子、狗脊、金毛猴或鲸口蕨。

【识别特征】大型蕨类。根茎横卧，粗壮，表面密生金黄色毛，形如金毛狗头。

　　　　叶　多数，丛生成冠状，大形；叶柄粗壮，褐色，基部密被金黄色长柔毛和黄色狭长披针形鳞片；叶片长可达2米，3回羽状分裂；亚革质，上面暗绿色，下面粉灰色。

　　　　孢子　孢子囊群位于裂片下部边缘，囊群盖两瓣，形如蚌壳，棕褐色。

【生长环境】生于沟边或林下阴处酸性土壤。主产于广东、广西及福建等地。

【药用部位】根茎。

【性味功效】苦、甘，温。补肝肾，强腰膝，祛风湿，利关节。根茎上的柔毛可用于止血。

【用法用量】内服：煎汤，6～12g；熬膏或入丸剂。外用：煎水洗。

【药方选录】①治颈椎病：狗脊、羌活、秦艽、桂枝、当归、川芎、乳香、没药各10g，威灵仙、葛根各15g，丹参20g。水煎服。

②治腰痛，小便过多：狗脊、木瓜、五加皮、杜仲各12g。水煎服。

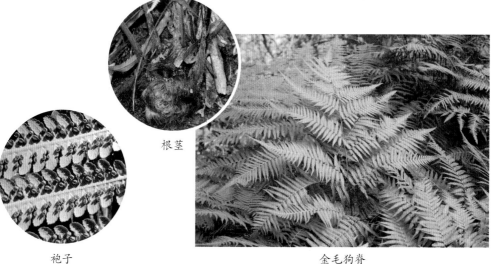

根茎

孢子

金毛狗脊

第四章　祛风湿药

079

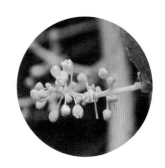
花

11 宽筋藤 *Tinospora sinensis* (Lour.) Merr.
防己科

【别　　名】松根藤、大接筋藤或舒筋藤。

【识别特征】藤本。老茎肥壮，表皮膜质，有光泽，散生瘤突状皮孔，叶痕明显；嫩枝有条纹，被柔毛。

　　叶　膜质或纸质；叶柄长6~13cm，被柔毛；阔卵状圆形，先端急尖，具尖头，基部心形，上面被短硬毛，下面被短柔毛，掌状脉5条。

　　花　总状花序先于叶开放，单生或簇生于叶腋；淡绿色。花期4月。

　　果　红色，近球形，内果皮具明显的背肋和小瘤状突起。果期5~6月。

【生长环境】生于疏林下、河边或村旁灌丛。主产于广东、海南、广西及云南等地。

【药用部位】藤茎。

【性味功效】微苦，凉。祛风止痛，舒筋活络。

【用法用量】内服：煎汤，10~30g。外用：鲜品适量，捣敷。

【药方选录】①治风湿关节炎、黄水病：宽筋藤100g，蒂达50g，诃子肉150g，余甘子(去核)80g。共研成粗粉，过筛混匀。一次3~5g，一日2~3次，煎服。

②治风寒感冒、热病初起、恶寒发热，头及关节疼痛：藏木香、诃子、毛诃子、余甘子各100g，悬钩子茎200g，宽筋藤125g，干姜或山柰35g。共研成粗粉，过筛混匀。一次3~5g，一日2次，煎服。

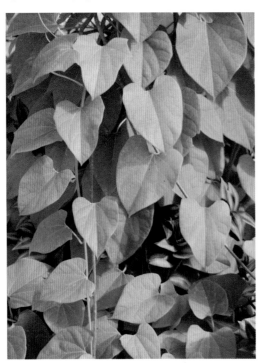
宽筋藤

12 大叶千斤拔

蝶形花科

Flemingia macrophylla (Willd.) Prain

【别　　名】天根不倒、千斤红或假乌豆草。

【识别特征】灌木。幼枝有明显纵棱，密被紧贴丝质柔毛。

　　　叶　具指状3小叶；托叶大，披针形；叶柄长3~6cm，具狭翅，被毛；小叶纸质，顶生小叶稍大，基出脉3，下面被黑褐色腺点；侧生叶稍小，偏斜。

　　　花　总状花序数个聚生于叶腋；花多而密集；花萼钟状，被丝质短柔毛；花冠紫红色。花期6~9月。

　　　果　荚果椭圆形，褐色，先端具小尖喙；种子1~2颗，光亮黑色。果期10~12月。

【生长环境】生于空旷草地或灌丛。主产于四川、广东、广西及福建等地。

【药用部位】根。

【性味功效】甘，温。祛风湿，活血脉，强筋骨。

【用法用量】内服：煎汤，20~60 g；或浸酒。

【药方选录】①治风湿筋骨痛及产后关节痛：千斤拔30g，猪蹄1只，以酒、水各半炖烂，去渣，食肉及汤。

　　　　　　②治跌打损伤：千斤拔30g，酒、水各半煎服。

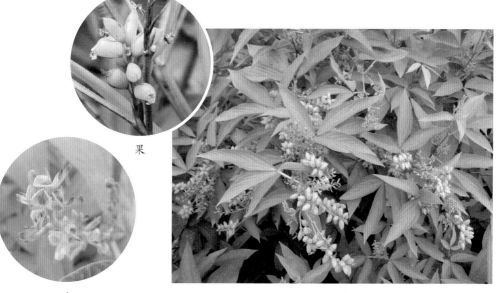

果

花

大叶千斤拔

13 牛大力

蝶形花科

Millettia speciosa Champ.

【别　　名】美丽崖豆藤、山莲藕、大力薯、甜牛大力或山葛。

【识别特征】藤本，树皮褐色。小枝圆柱形，初被褐色绒毛，后渐脱落。

　　叶　奇数羽状复叶，叶柄及叶轴均被茸毛；小叶7~17片，薄革质，长圆
　　　　状披针形；上面光亮无毛，下面干时暗褐色，被茸毛或无毛；顶生小叶最大，
　　　　托叶钻状。

　　花　总状花序，腋生，数个总状花序结成顶生大型圆锥花序，花序轴、花
　　　　梗和花萼均被茸毛；花大，白色，具香气；萼钟状；花冠蝶形，旗瓣圆形，基
　　　　部有2个胼胝状附属物。花期7~10月。

　　果　荚果长10~15cm，宽1~2cm，顶端狭尖，具喙，密被褐色绒毛，果瓣
　　　　木质，开裂，有种子4~6粒。果期次年2月。

【生长环境】生于灌丛、疏林或旷野中。主产于湖南、广东、广西、贵州及云南
　　　　　　等地。

【药用部位】根。

【性味功效】甘，平。补虚润肺，强筋
　　　　　　活络。

【用法用量】内服：煎汤，15~30g。

【药方选录】治腰肌劳损：白术50g，
　　　　　　熟地30g，龟板30g，山药
　　　　　　30g，大枣10枚，牛大力
　　　　　　50g，煎服。

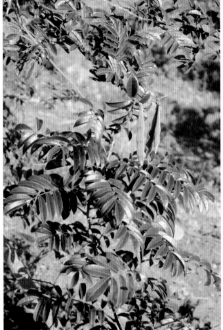

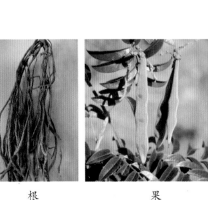

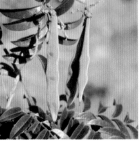

根　　　　　　　　果　　　　　　　　　　牛大力

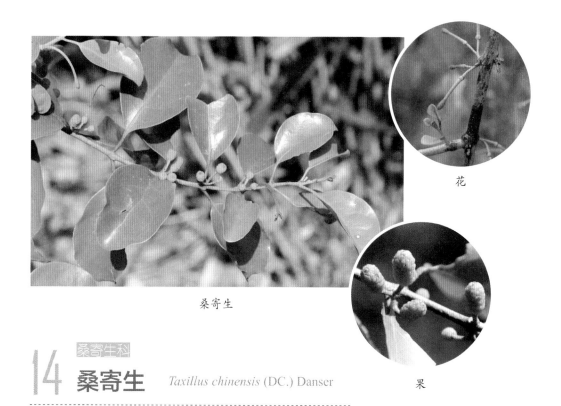

花

桑寄生

果

14 桑寄生 *Taxillus chinensis* (DC.) Danser

【别　　名】广寄生、寄生茶、桑上寄生或寄生树。

【识别特征】小灌木。老枝无毛，具凸起的灰黄色皮孔，小枝稍被暗灰色短毛。

　　　　叶　单叶互生或近对生，革质，卵圆形或长卵形，先端钝圆，基部圆形或阔楔形，全缘，叶脉稀疏不明显；叶柄长光滑。

　　　　花　聚伞花序1~3朵，腋生；总花梗被红褐色星状毛；花萼近球形，与子房合生，外被红褐色的星状毛；花冠狭筒状，长2~2.5cm。花期8~10月。

　　　　果　浆果椭圆形，有小疣状突起。果期9~10月。

【生长环境】寄生于榆、构和木棉等树上。主产于福建、广东、广西及江西等地。

【药用部位】茎叶。

【性味功效】苦、甘、平。补肝肾，强筋骨，除风湿，通经络，益血，安胎。

【用法用量】内服：煎汤，9~15g；入散剂、浸酒或捣汁服。

【药方选录】①治筋骨疼痛，肢体拘挛，跌打损伤，腰背酸痛：红花、香附、狗脊、五加皮、络石藤、伸筋草、泽兰、桑寄生、鸡血藤、自然铜各15g。水煎服。

②治久患风湿，肝肾虚损，腰膝腿软、疼痛：桑寄生、五加皮、杜仲各等分，用约十倍的白酒浸泡。每次饮1~2小杯。

第四章　祛风湿药

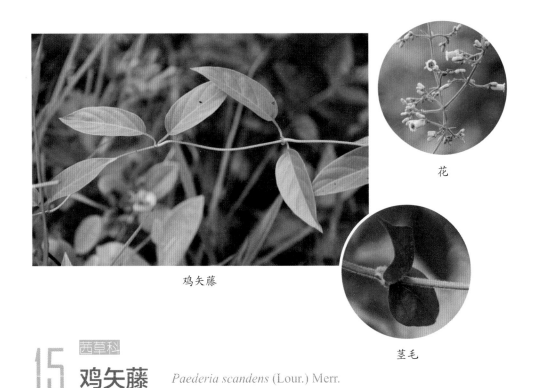

花

茎毛

鸡矢藤

15 茜草科 鸡矢藤 *Paederia scandens* (Lour.) Merr.

【别　名】臭藤根、鸡屎藤、臭藤或解暑藤。

【识别特征】草质藤本。基部木质，多分枝。

　　叶　对生；叶柄长1.5~7cm；叶片卵状椭圆形至披针形，先端急尖至渐尖，基部宽楔形，两面无毛或下面稍被短柔毛；叶纸质，新鲜揉之有臭气。

　　花　聚伞花序排成带叶的大圆锥花序，顶生或腋生；花紫色；花冠先端5裂，镊合状排列，内面红紫色，被粉状柔毛。花期7~8月。

　　果　浆果球形，成熟时光亮，草黄色。果期9~10月。

【生长环境】生于溪边、路边或灌木林中。主产于江西、福建、广东及广西等地。

【药用部位】地上部分。

【性味功效】甘、酸，平。祛风除湿，消食化积，解毒消肿，活血止痛。

【用法用量】内服：煎汤，10~15g，大剂30~60；或浸酒。外用：捣敷，或煎水洗。

【药方选录】①治风湿骨痛：鸡矢藤根30g，络石藤30g。水煎，冲酒适量服用。

　　　　　　②治跌打损伤，痈疖肿痛：鲜鸡矢藤适量，捶烂外敷。

【附　注】同属植物毛鸡屎藤*P. scandens* (Lour.) Merr. var. *Tomentosa* (Bl.) Hand.-Mazz.的形态似鸡屎藤，但全株被毛，功效相似。

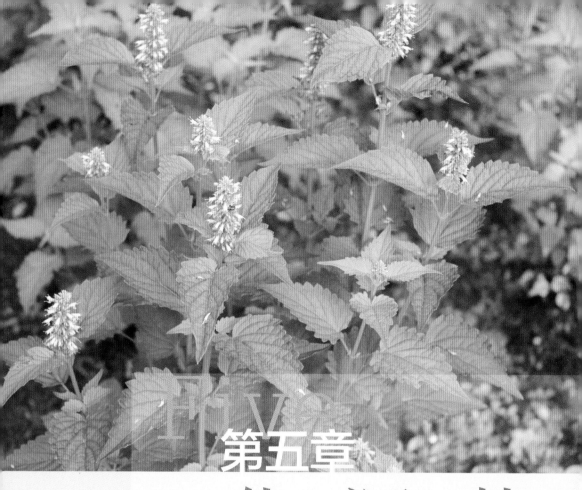

第五章

化湿药

藿香 *Agadtacge rygisa* (Fisch. et Mey.) O. Kuntze.

【别　　名】土藿香、排香草或野藿香。

【识别特征】草本。茎四棱形，略带红色，稀被微柔毛及腺体。

　　叶　叶对生；叶柄长1~4cm；叶片卵形，先端锐尖或短渐尖，基部圆形，边缘具不整齐的钝锯齿；上面散生透明腺点，下面被短柔毛。

　　花　轮伞花序聚成顶生的总状花序；苞片大，条形；花萼5裂，裂片三角形，具纵脉及腺点；花冠唇形，紫色或白色，上唇四方形，下唇3裂。花期6~7月。

　　果　小坚果倒卵状三棱形。果期10~11月。

【生长环境】生于山坡或路旁。多为栽培。主产于河南、湖北、湖南及广东等地。

【药用部位】地上部分。

【性味功效】辛，微温。祛暑解表，化湿和胃。

【用法用量】内服：煎汤，6~10g；或入丸、散。外用：适量，煎水先。

【药方选录】①治中焦湿热症：藿香、陈皮、茯苓各15g，砂仁、厚朴、半夏、槟榔、黄芩各10g，柴胡12g，水煎服，每日一剂。

②治暑泻：藿香、苍术、槟榔各10g，厚朴6g，黄连3g，木香5g，地锦草30g，加清水80~100mL，浸泡1小时，煎至25mL，冷却后分装瓶内，开水冲服，每次100mL；轻者每日2次，重者每日3次。

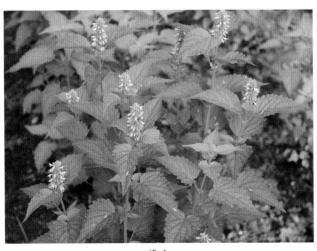

藿香

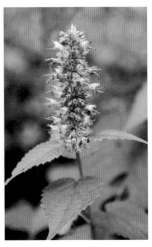

花

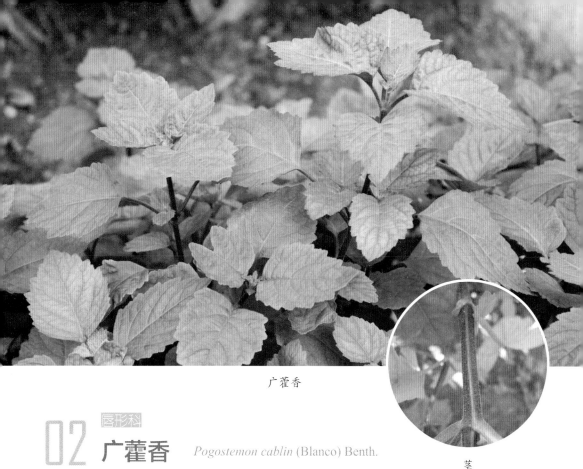

广藿香

02 广藿香 *Pogostemon cablin* (Blanco) Benth.

唇形科

茎

【别　　名】藿香、排香草或枝香。

【识别特征】草本。揉之有香气。老枝近圆形；幼枝方形，密被灰黄色柔毛。

　　　　　　叶　对生，圆形至宽卵形，先端短尖或钝，基部楔形或心形，边缘有粗钝

　　　　　齿，两面均被毛，脉上尤多；叶柄长1~6cm，有毛。

　　　　　　花　轮伞花序密集成假穗状花序，密被短柔毛；花萼筒状，5齿；花冠紫

　　　　　色，4裂，前裂片向前伸。花期4月。

　　　　　　果　小坚果近球形，稍压扁。

【生长环境】主产于广东及海南。多为栽培。

【药用部位】地上部分。

【性味功效】辛，微温。芳香化浊，开胃止呕，发表解暑。

【用法用量】内服：煎汤，5~10g，鲜者加倍，不宜久煎；或入丸散。外用：适

　　　　　　量，煎水含漱；或研末调敷。

【药方选录】①治感冒挟湿而致的发热恶寒，肢体沉重，口不知渴，腹泻呕吐：白

　　　　　　扁豆、广藿香、佩兰、紫苏梗各15g，厚朴10g。水煎服，每日1剂。

　　　　　　②治湿阻脾胃，恶心呕吐：广藿香30g，大黄6g。两药同煎，沸后约

　　　　　　15分钟，少量频服。

第五章　化湿药

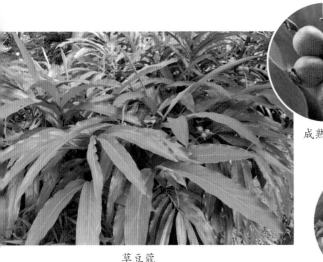
草豆蔻

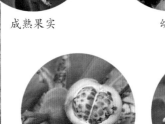
成熟果实

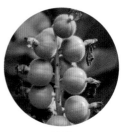
幼果

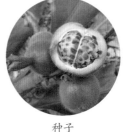
种子

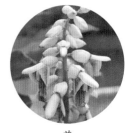
花

03 草豆蔻

姜科

Alpinia katsumadai Hayata

【别　　名】豆蔻、草蔻、草蔻仁或草果。

【识别特征】草本。根状茎粗壮，棕红色。

叶　2列，具短柄；叶片狭椭圆形，长30~55cm，宽2~9cm，先端渐尖，基部楔形，全缘，两面被疏毛或光滑；叶鞘膜质，抱茎，叶舌阔卵形，密被绒毛。

花　总状花序顶生，总花梗长30cm，密被长硬毛；小苞片外被粗毛；花萼筒状，一边开裂，顶端3裂；花冠白色，花冠管长约1.2cm，上部3裂。花期4~6月。

果　蒴果圆球形，外被粗毛，萼宿存，熟时黄色。果期5~8月。

【生长环境】生于林缘灌丛边缘或山坡草丛中。主产广西及广东等地。

【药用部位】种子。

【性味功效】辛，温。燥湿行气，温中止呕。

【用法用量】内服：煎汤，3~6g；或入丸、散。

【药方选录】①治脾胃气虚：草豆蔻（去皮）、人参、柴胡、白术各30g，陈皮45g，炙甘草15g。上药为散，每服12g，加生姜3g，大枣3枚，水煎服。

②治胃寒，食无味，脾泄，心胸不快：草豆蔻15g，甘草30g，肉桂、陈皮、高良姜各30g，共为细粉，每服5g，枣汤送服。

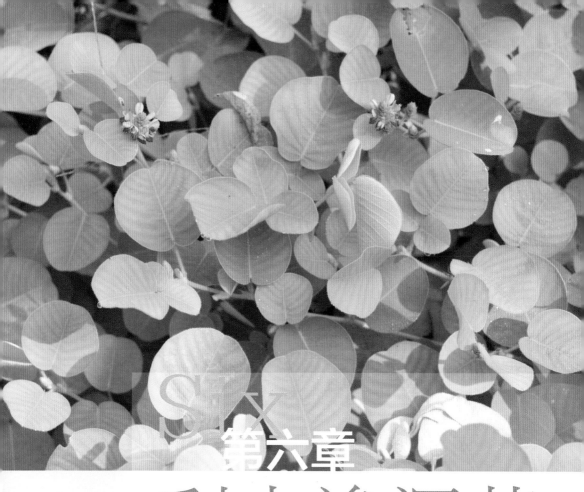

第六章
利水渗湿药

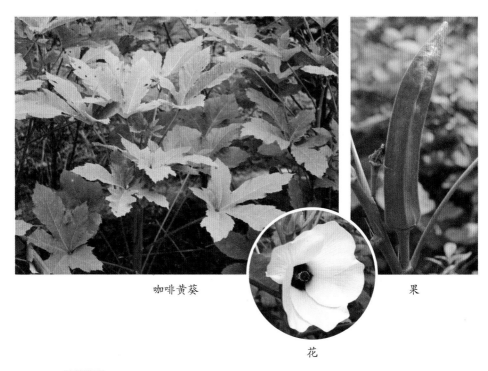

咖啡黄葵   果

花

01 锦葵科
咖啡黄葵 *Abelmoschus esculentus* (Linn.) Moench

【别　　名】羊角豆、咖啡葵或秋葵。

【识别特征】草本。茎圆柱形，疏生散刺。

　　　叶　掌状3~7裂，裂片边缘具粗齿及凹缺，两面均被疏硬毛；叶柄长7~15cm，被长硬毛；托叶线形，被疏硬毛。

　　　花　单生于叶腋间；小苞片线形，疏被硬毛；花萼钟形，较长于小苞片，密被星状短绒毛；花黄色，内面基部紫色，花瓣倒卵形。花期5~9月。

　　　果　蒴果筒状尖塔形，长10~25cm，直径1.5~2cm，顶端具长喙，疏被糙硬毛；种子球形，多数，具毛脉纹。

【生长环境】生于路边或旷野草丛。多为栽培。主产于福建、广东及广西等地。

【药用部位】全株。

【性味功效】淡，寒。利咽，通淋，下乳，调经。

【用法用量】内服：煎汤，9~15g。

【药方选录】治尿路感染，水肿：黄秋葵根9~15g，煎服；或用干根粉，每次1.5~3g，开水吞服。

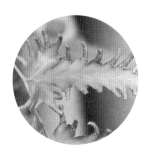

孢子叶

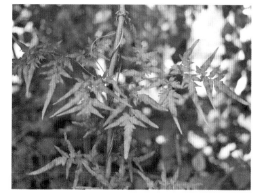

海金沙

海金沙科

海金沙

Lygodium japonicum (Thunb.) Sw.

【别　　名】海金沙藤、铁线藤、洗碗藤或鸡脚藤。

【识别特征】攀缘草本。根茎细长而横走。茎细弱、呈干草色。

叶　1~2回羽状复叶，纸质；能育羽片卵状三角形，小叶卵状披针形，边缘有锯齿或不规则分裂，上部小叶无柄，羽状或戟形，下部小叶有柄；不育羽片尖三角形。

孢子　孢子囊穗生于能育羽片背面边缘呈流苏状，黑褐色孢子囊穗线形。

【生长环境】生于阴湿山坡灌丛或路边林缘。主产于华东、中南及西南等地区。

【药用部位】成熟孢子或全草。

【性味功效】甘淡，寒。清利湿热，通淋止痛。

【用法用量】内服：煎汤，6~15g；或研末服。

【药方选录】治尿路结石：金钱草、海金沙、白茅根各30g，鸡内金、白芍、厚朴、川楝子、大蓟、延胡索各15g，猪苓、泽泻、茯苓各20g，甘草3g。水煎服。

【附　　注】同属植物曲轴海金沙*Lygodium flexuosum*（顶生小羽片常二裂，叶柄与叶基连接处无关节）、小叶海金沙*Lygodium scandens*（小羽片具短柄，末回小羽片柄端具膨大关节）及掌叶海金沙*Lygodium digitatum*（羽片掌状6深裂，无软骨质边，披针形，先端渐尖，长17~22cm）功效相似。

轴海金沙

孢子叶

小叶海金沙

孢子叶

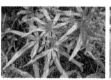

海南海金沙

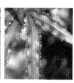

孢子叶

第六章　利水渗湿药

03 广金钱草 *Desmodium styracifolium* (Osbeck.) Merr.

【别　　名】落地金钱草、铜钱草或假花生。

【识别特征】草本。茎平卧或斜举，基部木质，枝与叶柄均密被黄色短柔毛。

　　叶　互生；具1对披针形托叶；小叶1或3片，先端微凹，基部浅心形或近平截，全缘，上面无毛，下面密被银白色毛；叶脉下凸。

　　花　总状花序顶生或腋生；苞片卵状三角形；花萼被粗毛，萼齿披针形；花冠蝶形，紫色，具香气。花期6~9月。

　　果　荚果线状长圆形，被短柔毛和钩状毛，腹缝线直，背缝线呈波状，具荚节3~6个，每节有肾形种子1粒。果期7~10月。

【生长环境】生于山坡草地或丘陵灌丛中。主产于福建、湖南、广西及广东等地。

【药用部位】全草。

【性味功效】甘、淡，凉。利湿退黄，利尿通淋。

【用法用量】内服：煎汤，15~30g。

【药方选录】①治泌尿系感染：广金钱草25g，车前草、海金沙、金银花各15g，水煎服。每日1剂。

　　　　　　②治泌尿系结石：广金钱草、石韦、穿破石、冬葵子各20g，萹蓄、海金沙各15g，瞿麦、泽泻、茯苓各10g，木通5g；腰痛加牛膝，体虚加党参。每日1剂，水煎服。

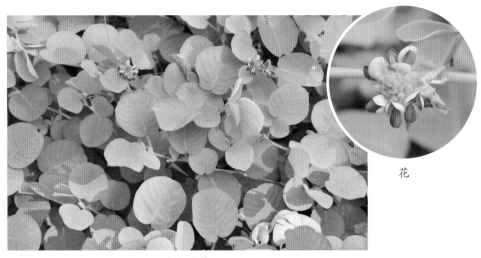

花

广金钱草

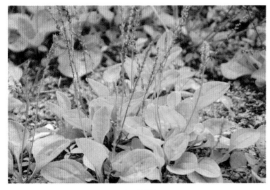 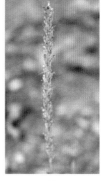 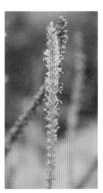

车前草　　　　　　　果　　　　　　花

04 车前草 *Plantago asiatica* Linn.

车前科

【别　　名】田灌草、车轮菜或钱贯草。

【识别特征】草本。根茎短缩肥厚，具须根，叶柄与叶片等长或长于叶片，基部扩大。

　　　叶　卵形或椭圆形，长4~12cm，宽2~7cm，先端尖或钝，基部狭窄成长柄，全缘或呈不规则的波状浅齿，通常有5~7条弧形脉。

　　　花　花茎长4~17cm，穗状花序长4~10cm，顶端花密生；萼片中央有绿色突起；花冠管卵形，先端4裂。花期6~9月。

　　　果　蒴果圆锥形，种子4~5粒，黑棕色。果期10月。

【生长环境】生于山野、路旁、菜园或河边湿地。全国各地均有分布。

【药用部位】全草或成熟种子。

【性味功效】甘、淡，凉。利湿退黄，利尿通淋。

【用法用量】内服：煎汤，15~30g，鲜品30~60g；或捣汁服。外用：适量，煎水洗、捣烂敷或绞汁涂。

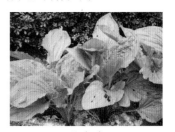

大车前

【药方选录】①治小便热秘不通：车前子50g，黄柏15g，白芍6g，甘草3g。水煎服。

②治疗夏季腹泻：车前子25g，绿豆100g，水煎，分2次服，每日1剂。

【附　　注】同属植物大车前草*Plantago major* Linn. 具相同功效。

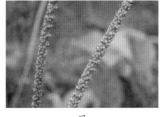

果

第六章　利水渗湿药

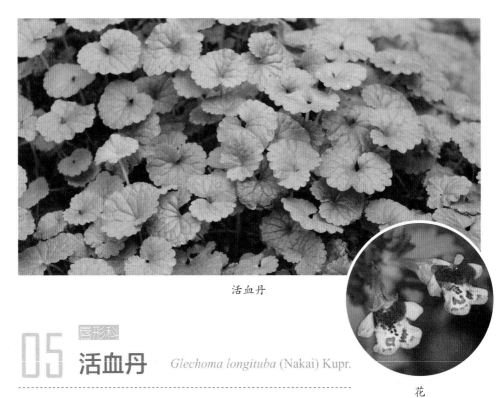

活血丹

05 活血丹
Glechoma longituba (Nakai) Kupr.

花

【别　　名】连钱草、大叶金钱草、透骨消或破铜钱。

【识别特征】草本。嫩枝被疏长柔毛。匍匐着茎地生根，四棱形。

　　叶　对生；叶柄长为叶片的1.5倍，被长柔毛；叶片心形或近肾形，先端急尖或钝，边缘具圆齿，两面被柔毛或硬毛。

　　花　蓝色或紫色，具短梗；单生于叶腋或2~3朵簇生；花萼管状；花冠有长筒和短筒二型。花期4~5月。

　　果　小坚果长圆状卵形，深褐色。果期5~6月。

【生长环境】生于疏林下、草地或溪边等阴湿处。全国各地除甘肃、青海、新疆及西藏外均有分布。

【药用部位】全草。

【性味功效】微苦、辛，凉。利湿通淋，清热解毒，散瘀消肿。

【用法用量】内服：煎汤，15~30g；或浸酒，或捣汁。外用：适量，捣敷或绞汁涂敷。

【药方选录】①治肾、膀胱结石：鲜连钱草30g，水煎服，每日1剂，连服1~2个月。

　　　　　　②治疗急性肾炎：连钱草、地稔、海金沙藤、马蓝各30g，水煎服。

06 肾蕨

肾蕨科

Nephrolepis auriculata (Linn.) Trimen

【别　　名】蜈蚣草、石黄皮、天鹅抱蛋、石蛋果或凤凰蛋。

【识别特征】草本。根茎近直立，具扁圆形肉质块茎。鳞片线形，黄褐色。

叶　簇生，革质，线形至披针形。基部渐狭，1回羽状复叶；羽片无柄，互生，似镰状而钝；基部羽片排列较疏，短而略呈三角形，不生孢子囊。

孢子　孢子囊群着生于侧脉上部分枝顶端；孢子囊群肾形；孢子椭圆肾形。

【生长环境】生于山岩或溪边等阴湿处。主产于西南及华南等地区。

【药用部位】根茎或全草。

【性味功效】甘、淡、微涩，凉。清热利湿，宁肺止咳，软坚消积。

【用法用量】内服：煎汤，6~9g（鲜者30~60g）。外用：捣敷。

【药方选录】①治刀伤：肾蕨嫩叶适量捣敷。

②治湿热黄疸：肾蕨干全草15~30g。水煎服。

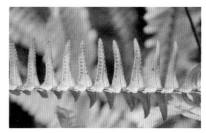

孢子

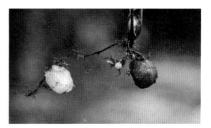

块茎

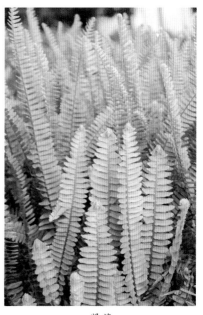

肾蕨

第六章　利水渗湿药

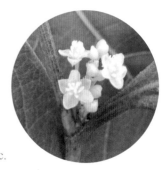
花

07 蓼科
虎杖
Polygonum cuspidatum Sieb. et Zucc.

【别　　名】花斑竹、酸筒杆、大叶蛇总管或黄地榆。

【识别特征】灌木状草本。根茎横卧，黄褐色，节膨大。茎无毛，散生着多数红色或带紫色斑点，中空。

　　叶　单叶互生，阔卵形至近圆形，长7~12cm，宽5~9cm，先端短尖，基部圆形或楔形；托鞘膜质，褐色。

　　花　单性，雌雄异株，圆锥花序腋生；花梗上部有翅；花小而密，白色，花被5片，外轮3片，背面有翅，结果时增大。花期7~9月。

　　果　瘦果卵形，具3棱，红褐色，光亮，包于翅状花被中。果期9~10月。

【生长环境】生于山谷、溪旁或岸边。主产于我国中部及南部。

【药用部位】根及根茎。

【性味功效】微苦，微寒。利湿退黄，清热解毒，散瘀止痛，止咳化痰。

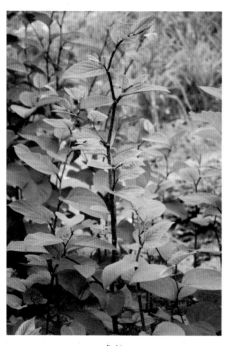
虎杖

【用法用量】内服：煎汤，9~15g；浸酒或入丸、散。外用：研末、熬膏涂或煎水浸渍。

【药方选录】①治风湿性关节炎，类风湿，骨关节炎：虎杖250g，白酒750mL。洗净切片，置酒中浸泡，密封，半月后即可饮用，用时可加少量红砂糖使酒着色。成人每次饮15mL，每日2次。

②治肝胆湿热：虎杖、茵陈、板蓝根、蒲公英各30g，陈皮10g。水煎服。

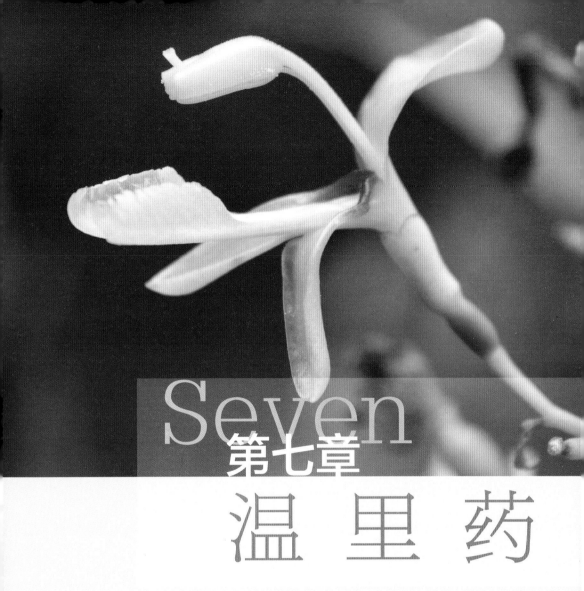

Seven

第七章

温里药

01 肉桂

樟科

Cinnamomum aromaticum Nees

【别　名】大桂、辣桂、桂筒、桂皮或玉桂。

【识别特征】乔木。树皮灰褐色，芳香，幼枝略呈四棱形。

　　　　叶　互生，革质；长椭圆形，先端尖，基部钝，全缘，上面有光泽，下面被细柔毛；具离基3出脉，下面明显隆起；叶柄粗壮。

　　　　花　圆锥花序腋生或近顶生，长10~19cm，被短柔毛；花小；花被裂片6，黄绿色，椭圆形，内外密生短柔毛。花期5~7月。

　　　　果　浆果椭圆形或倒卵形，先端稍平截，暗紫色，外有宿存花被。种子长卵形，紫色。果期至次年2~3月。

【生长环境】栽培于砂土或斜坡山地。主产于广西、广东及云南等地。

【药用部位】树皮。

【性味功效】辛、甘，大热。补火助阳，引火归元，散寒止痛，温通经脉。

【用法用量】内服：煎汤，1~5g；或入丸、散。外用：研末调敷或浸酒涂擦。

【药方选录】①治阳痿：熟地30g，黄芪25g，白术、巴戟、枸杞、乌药各15g，红参、山茱萸、柏子仁各10g，五味子、远志、肉桂各5g。水煎服。
　　　　　　②治经闭：肉桂3g，吴茱萸5g，川芎15g，赤芍15g，牡丹皮10g，沉香3g。水煎服。

【附　注】嫩枝（桂枝）：辛、甘，温。发汗解肌，温通经脉，助阳化气，平冲降气。

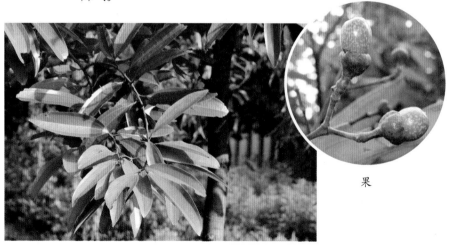

果

肉桂

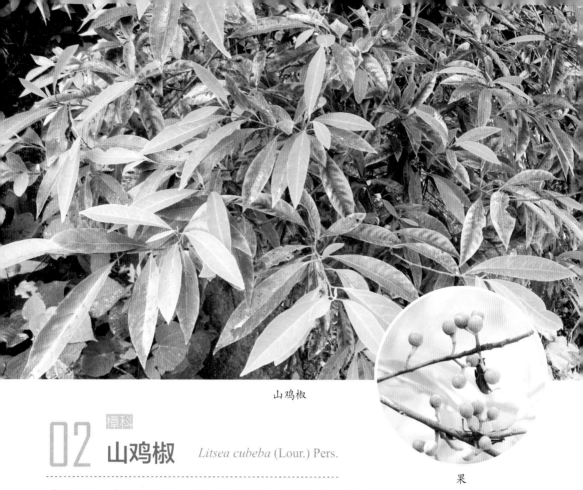

山鸡椒

果

02 樟科 山鸡椒

Litsea cubeba (Lour.) Pers.

【别　　名】荜澄茄、山香椒、山香根、豆豉姜或木姜子。

【识别特征】灌木或小乔木。具强烈芳香气。根圆锥形，灰白色。茎皮灰褐色，小枝细长，幼时被短毛。

　　叶　互生；长圆状披针形，先端渐尖，基部楔形，全缘，上面亮绿色，下面灰绿色，幼时被毛，后无毛。

　　花　伞形花序式的聚伞花序成束生于叶腋；雌雄异株，先于叶开放；总花梗纤细，总苞片4，花4~6朵；花被裂片6，倒卵形。花期4~5月。

　　果　球形，香辣，成熟时黑色，基部有6齿状宿存花被。果期7~11月。

【生长环境】生于向阳山坡林缘、灌丛或杂木林中。我国南部各地均有分布。

【药用部位】果实、根及叶。

【性味功效】辛、苦，温。温中散寒，行气止痛。

【用法用量】内服：煎汤，根15g~30g；果实3~9g。叶外用适量，鲜叶捣烂敷患处。

【药方选录】①风寒感冒：山鸡椒根15~30g，水煎服，红糖为引。

　　　　　　②胃痛（虚寒型）：山鸡椒、香附各15g，樟木子9g。水煎服；或山鸡椒根30g，大枣15g。水煎分2次早晚饭前服。

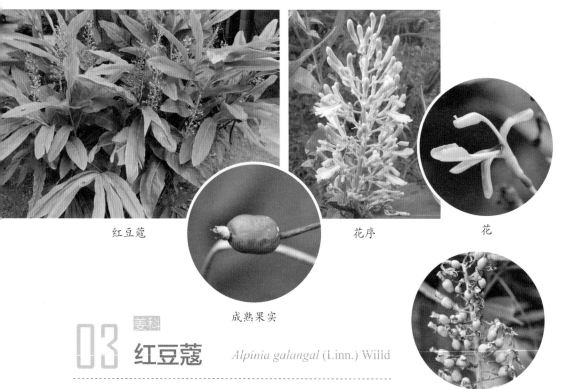

红豆蔻

花序

花

成熟果实

幼果

03 姜科 红豆蔻

Alpinia galangal (Linn.) Willd

【别　　名】大良姜、红蔻或山姜。

【识别特征】高达2米；根茎块状，有香气。

叶　长圆形或披针形，长25~35cm，宽6~10cm，顶端渐尖，基部渐狭，两面均无毛或于叶背被长柔毛；叶舌近圆形。

花　圆锥花序顶生；花萼管状，有缘毛；花冠管与萼管约等长，裂片3，绿白色，长圆形；唇瓣倒卵形，白色，并有红色条纹。花期5~8月。

果　果长圆形，中部稍收缩，成熟时棕色或枣红色，质薄，不开裂，手捻易破碎，内有种子3~6颗。果期9~11月。

【生长环境】生于沟谷阴湿林下、灌木或草丛中。主产于广东、广西及云南等地。

【药用部位】果实。

【性味功效】辛，温。散寒燥湿，醒脾消食。

【用法用量】内服：煎汤，3~6g。

【药方选录】治脾胃虚冷，寒湿久滞，心腹胀满，胁肋牵疼，吞酸气逆：附子、感觉、良姜、乌头各120g，胡椒、荜澄茄、人参、红豆蔻、白术、桂枝各30g，上药研末，水煮面糊和丸，如梧桐子大。每服30丸，空腹时用米汤送服。

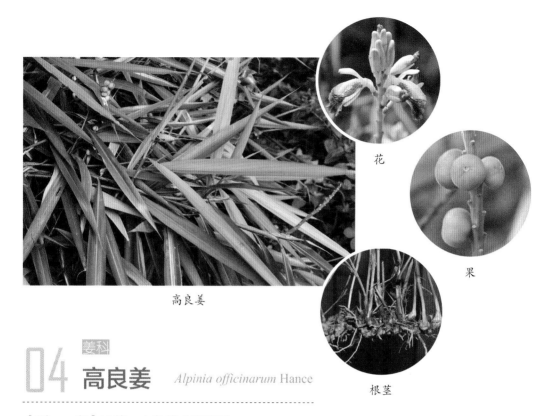

花

果

根茎

高良姜

04 姜科 高良姜 *Alpinia officinarum* Hance

【别　　名】风姜、小良姜或佛手根。

【识别特征】草本。根茎圆柱状，横走，棕红色或紫红色，有节，节处具环形膜质鳞片，节上生根。

叶　2列；线状披针形，长15~30cm，宽1.5~2cm，先端尖，基部渐狭，全缘，两面无毛；叶鞘开放，抱茎，边缘膜质，叶舌长可达3cm，膜质，棕色。

花　圆锥形总状花序，顶生，长5~15cm，花稠密；两性，具短柄；花萼筒状，棕黄色；花冠管漏斗状，裂片3枚，浅红色；唇瓣浅红色，中部具紫红色条纹。花期4~10月。

果　蒴果被短毛，成熟时橘红色。种子具假种皮，有钝棱角，棕色。果期7~10月。

【生长环境】生长在路边、山坡的草地或灌丛中。主产于广东、广西、台湾等地。

【药用部位】根茎。

【性味功效】辛，热。温胃止呕，散寒止痛。

【用法用量】内服：煎汤，3~6g；或入丸、散。

【药方选录】治心腹绞痛、烦闷：高良姜150g，厚朴60g，当归、桂心各90g。以水煎煮，煮至300mL，分3次服，每日2次。若1服痛止，便停，不须再服。

第七章　温里药

101

05 姜科 艳山姜 *Alpinia zerumbet* (Pers) Burtt. et Smith

【别　　名】大良姜、大草蔻、假砂仁或土砂仁。

【识别特征】草本。根茎横生，肉质，高1.5~3m。

叶　互生；叶大，长30~60cm，宽5~15cm；叶舌外被毛；叶片披针形，先端渐尖而有一旋卷小尖头，基部渐狭，边缘具短柔毛，两面均无毛。

花　圆锥花序呈总状花序，下垂，长约30cm，花序轴紫红色，被绒毛，每分枝具花1~2朵；小苞片白色，先端粉红色，蕾时包裹住花；花萼近钟形；花冠管乳白色，先端粉红色。花期4~6月。

果　蒴果卵圆形，被稀疏粗毛，具纵向条纹，先端常具宿萼，成熟时朱红色；种子有棱角。果期7~10月。

【生长环境】生于田头、路旁及沟边草丛中。主产于我国东南部至西南部各地。

【药用部位】根茎或果实。

【性味功效】辛、涩，温。温中燥湿，行气止痛，截疟。

【用法用量】内服：煎汤，种子或根茎 3~9g；种子研末，每次1.5g。外用：适量，鲜根茎捣敷。

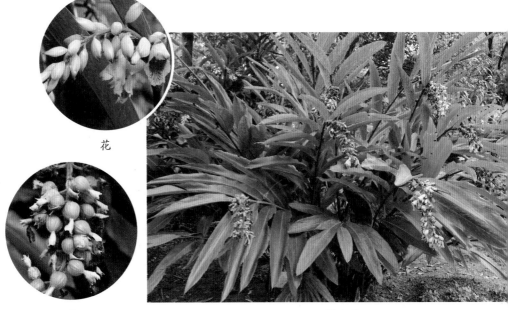

花

果

艳山姜

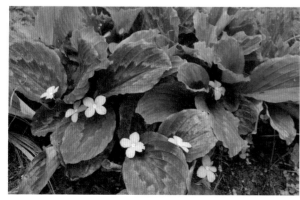

花

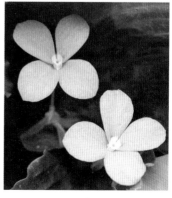

山柰

06 山柰

姜科

Kaempferia galanga Linn.

【别　　名】沙姜或山辣。

【识别特征】草本。根茎块状，淡绿色，芳香。

叶　常2片贴近地面生长，近圆形，无毛或叶背被稀疏长柔毛，干时叶面可见红色小点。几无柄。

花　穗状花序顶生，半藏于叶鞘，气香；苞片披针形，绿色；花萼与苞片近等长，花冠裂片3枚，线形，白色；唇瓣白色，基部具紫斑；花期8~9月。

果　蒴果。果期8~10月。

【生长环境】生于山坡林下或草丛中，多为栽培。主产于广东、海南及广西等地。

【药用部位】根茎。

【性味功效】辛，温。行气温中，消食，止痛。

【用法用量】内服：煎汤，6~9g；或入丸、散。外用：捣敷，研末调敷或吹鼻。

【药方选录】治心腹冷痛：山柰、丁香、当归、甘草等分。研末，醋糊丸，梧子大（直径6~9mm）。每服三十丸，酒下。

【附　　注】同属植物紫花山柰*Kaempferia elegans* (WalLinn.) Bak.（区别：花淡紫色）具相同功效。

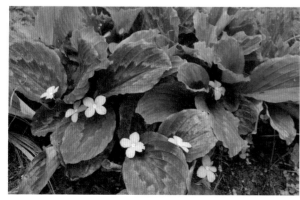

紫花山柰

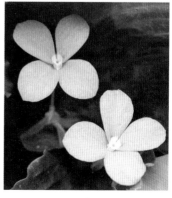

花

07 荜茇

胡椒科

Piper longum Linn.

- 【别　　名】荜拨、荜拨梨或椹圣。
- 【识别特征】草质藤本。茎下部匍匐，具纵棱和沟槽，幼时密被粉状短柔毛。

　　　　叶　单叶互生，纸质，卵圆形，先端短尖，基部心形或耳状，两面叶脉上被细的粉状柔毛，下面密而显著，基出脉5~7条；下部叶的柄长达9cm，向上渐短，顶端近无柄，具密柔毛，

　　　　花　单性，雌雄异株；穗状花序与叶对生，无花被；雄蕊总花梗长2~3cm，被粉状短柔毛，穗长4~6cm；雌穗总花梗长1.5cm，密被柔毛，穗长1.5~2.5cm。花期7~9月。

　　　　果　浆果卵形，先端尖，基部嵌陷于花序轴内与之结合，呈圆形，顶端具脐状突起，成熟时红褐色。果期10月至翌年春季。

- 【生长环境】生于山坡林下或草丛中。主产于广东、海南、广西及云南等地。
- 【药用部位】果穗。
- 【性味功效】辛，热。温中散寒，下气止痛。
- 【用法用量】内服：煎汤，1~3g；或入丸、散。
- 【药方选录】治腹冷腹胀、肠鸣腹泻、痢疾：荜茇9g，牛奶250g。合煎，去渣。饭前半小时服。

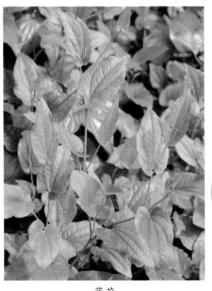

荜茇

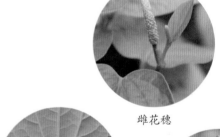

雌花穗

基出脉

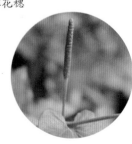

雄花穗

南方中草药识别与家庭应用

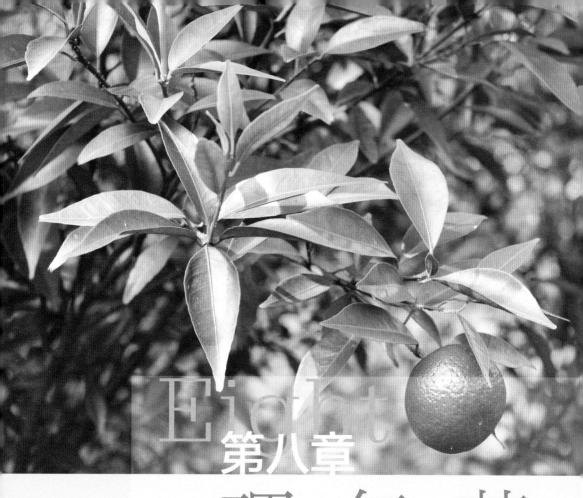

Eight
第八章
理气药

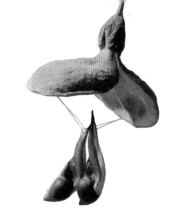

种子

01 瑞香科
沉香 *Aquilaria sinensis* (Lour.) Gilg

【别　　名】白木香、土沉香、蜜香或沉水香。

【识别特征】乔木。树皮灰褐色，小枝和花序被柔毛。

　　叶　互生，革质，长卵形或倒卵形，先端渐尖而钝，基部楔形，全缘，两面被疏毛，后渐脱落，光滑而亮；叶柄被柔毛。

　　花　伞形花序顶生或腋生；总花梗被灰白色绒毛；花黄绿色，被绒毛；花被钟形，5裂，矩圆形，先端钝圆，花被管喉部有鳞片10枚，密被白色绒毛，基部连合成环。花期3~5月。

　　果　蒴果倒卵形，木质，密被灰白色毛。种子棕黑色，卵形，先端渐尖，基部延长为角状附属物，红棕色，长达2cm。果期5~6月。

【生长环境】生于平地、丘陵的疏林或荒山中。主产于广东、广西。

【药用部位】含有树脂的木材。

【性味功效】辛、苦，微温。行气止痛，温中止呕，纳气平喘。

【用法用量】内服：煎汤，1~5g；亦可磨汁或入丸、散。

【药方选录】①治呃逆：红参9g，牛膝9g，白术15g，茯苓15g，陈皮3g，丁香3g，沉香6g，水煎服，再煎2次，空腹服。

②治胃疼：木香、砂仁各15g，海螵蛸、延胡索、鸡内金各30g，沉香9g，薄荷冰6g。共研细末。每次3g，温水送服。每日服3次。

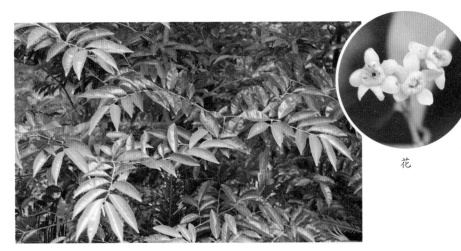

沉香　　　　　　　　　　　　花

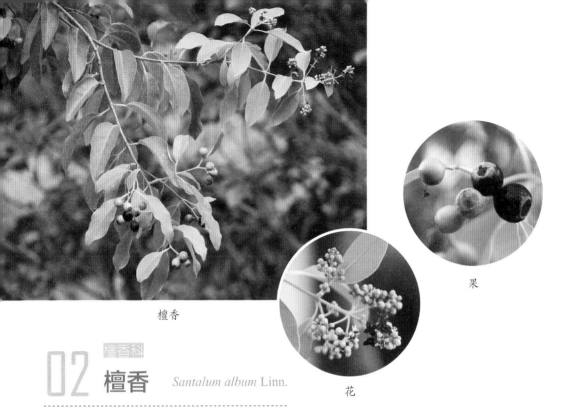

檀香

果

花

02 檀香科 檀香 *Santalum album* Linn.

【别　　名】白檀、白檀木、真檀或裕香。

【识别特征】小乔木。具寄生根。树皮褐色，粗糙或有纵裂；多分枝，幼枝光滑无毛。

　　　叶　对生；革质；叶片椭圆状卵形或卵状披针形，先端急尖或近急尖，基部楔形，全缘，上面绿色，下面苍白色，无毛；叶柄长光滑。

　　　花　三歧聚伞式圆锥花序腋生或顶生；花梗对生；花多数，初为淡黄色，后为深锈紫色；花被钟形，先端4裂，裂片卵圆形，蜜腺4枚，呈圆形，着生于花被管中部，与花被片互生。花期5~6月。

　　　果　核果球形，似樱桃核，成熟时黑色，肉质多汁，内果皮坚硬。种子圆形，光滑无毛。果期7~9月。

【生长环境】多为栽培。主产于印度、马来西亚及印度尼西亚等地。广东、海南及云南有引种。

【药用部位】心材。

【性味功效】辛，温。行气温中，开胃止痛。

【用法用量】内服：煎汤，2~5g；或入丸、散。外用：磨汁涂。

【药方选录】治寒凝气滞、腹痛、胃痛：檀香3g，砂仁3g，延胡索6g，香附6g，水煎服。

【附　　注】檀香树干边材白色，无气味；心材黄褐色，有强烈香气，为贵重药材及香料，且为雕刻工艺的良材。

第八章　理气药

107

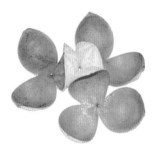
成熟果皮

03 茶枝柑
芸香科
Citrus reticulata 'Chachi'.

【别　　名】金实、柑子、木奴或瑞金奴。

【识别特征】小乔木。枝多叶密，针刺极少。

叶　互生，椭圆形，先端渐尖，基部楔形，叶缘锯齿不明显，叶翼小而不明显，两侧叶缘不向腹面卷起。

花　单生或数朵生于枝端或叶腋，白色或带淡红色；花萼5裂；花瓣长椭圆形，向外反卷。花期4~5月。

果　扁圆形，基部平或隆起，顶部微凹；果皮易剥离，质松脆而易折断，油胞显著，白内层棉絮状，有香气；瓤囊11~12瓣；中心柱空虚，味酸甜。果期10~12月。

【生长环境】栽培于丘陵、低山、湖泊沿岸或平原。主产于广东新会及四会。

【药用部位】果皮。

【性味功效】苦、辛，温。理气健脾，燥湿化痰。

【用法用量】内服：煎汤，3~9g。

【药方选录】①治恶心呕吐：陈皮9g，佛手15g，生姜3g，水煎服。

②治咳嗽呕恶，喘急痰多，痰带咸味：熟地9~15g，陈皮4.5g，当归、半夏、茯苓各6g，炙甘草3g，煎服。

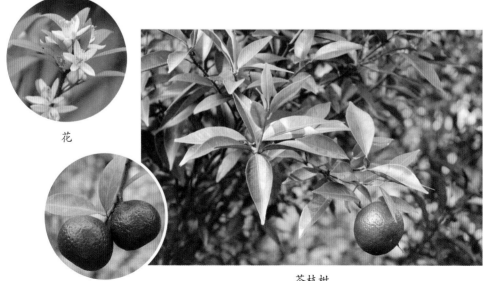

花

青果

茶枝柑

04 佛手

芸香科

Citrus medica var. *sarcodactylis* (Noot.) Swingle

果

【别　　名】五指柑、佛手柑或手柑。

【识别特征】灌木或小乔木。嫩枝、芽及花蕾呈暗紫红色，茎枝多刺，刺长达4cm。

叶　单叶互生，革质，具透明油点；叶柄短，无翅，无关节；叶片长椭圆形，先端钝，有时微凹，基部近圆形或楔形，边缘有浅波状钝锯齿。

花　单生或簇生，或为总状花序；花萼杯状，裂片三角形；花瓣内面白色，外面紫色。花期4~5月。

果　柑果卵形或长圆形，顶端分裂如拳状，或张开似指状；表面橙黄色，粗糙；果肉近于透明或淡乳黄色，爽脆，味酸，有香气。种子卵形，先端尖。果期10~11月。

【生长环境】多为栽培。主产于广东、福建、广西、浙江及四川等地。

【药用部位】果实。

【性味功效】辛、苦、酸，温。疏肝理气，和胃止痛，燥湿化痰。

【用法用量】内服：煎汤，3~9g。或泡茶饮。

【药方选录】①治恶心呕吐：佛手15g，陈皮9g，生姜3g，水煎服。

②治痰气咳嗽：佛手6~9g。水煎服。

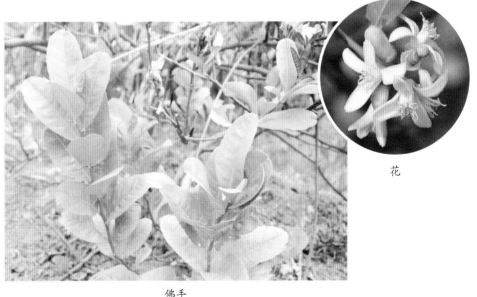

花

佛手

05 化橘红

Citrus grandis Tomentosa

【别　　名】橘红皮、毛橘红、光七爪或光五爪。

【识别特征】常绿乔木。小枝较扁，被柔毛，有硬刺。

叶　互生；卵状椭圆形，顶端钝或微凹入，基部近圆形，边缘具浅钝锯齿，上面无毛，下面沿主脉被短柔毛；叶柄两边有阔翅而成倒心形，有毛；叶质肥厚柔软。

花　单生或簇生于叶腋，芳香；花瓣5片，白色；雄蕊20~25枚，花药大，线形；子房圆球形，密被短柔毛，有一圆柱状花柱及大的柱头。花期3月。

果　果大，圆球形；未成熟时绿色至黄绿色，密被短柔毛，成熟时柠檬黄色；果顶钝圆，稍内凹；具极厚白皮层，与果肉不易分离；瓤囊味极酸。种子白色。果期8~9月。

【生长环境】栽培于丘陵或低山地带。主产于广东化州、遂溪及广西南宁等地。

【药用部位】外层果皮。

【性味功效】辛、苦，温。理气宽中，燥湿化痰。

【用法用量】内服：煎汤，3~6g；或入丸、散。

【药方选录】①治痰喘：化橘红、制半夏各15g，川贝母9g。共研细末。每服6g，开水送下。

②治风寒咳嗽：荆芥、前胡、桔梗、苦杏仁各9g，百部、紫菀、白前各12g，茯苓15g，化橘红6g，甘草3g。水煎服。

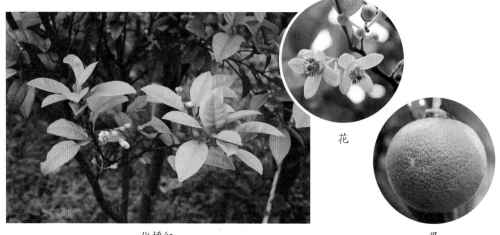

化橘红

花

果

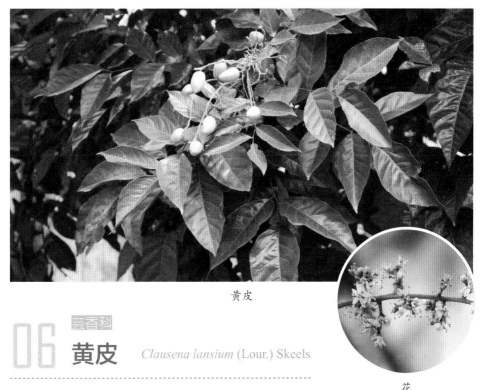

黄皮

花

06 黄皮

Clausena lansium (Lour.) Skeels

【别　　名】油皮、鸡皮果、黄弹子或王坛子。

【识别特征】灌木或小乔木。幼枝、叶柄及嫩叶下面脉上有集生成簇的丛状毛。具香气。

　　叶　奇数羽状复叶互生；小叶片5~13；顶端1枚最大，卵形或椭圆状披针形，先端锐尖或短渐尖，基部宽楔形，不对称，边浅波状或具浅钝齿。

　　花　聚伞状圆锥花序顶生或腋生，花枝扩展，多花；萼片5；花瓣5，白色，匙形，开放时反展。花期4~5月。

　　果　浆果扁圆形，淡黄色至暗黄色，密被毛。种子绿色。果期7~9月。

【生长环境】多为栽培。主产于西南及福建、广东、海南及广西等地。

【药用部位】种子。

【性味功效】辛、苦，微温。理气消食，散结消胀，化痰止咳。

【用法用量】内服：煎汤，6~9g。

【药方选录】①治痰咳哮喘：取黄皮果食盐腌，用时取15g，酌加开水炖服。

　　　　　　②治食积胀满：腌黄皮果15~30g。水炖服。

【附　　注】①根：辛、微苦，温。行气止痛。

　　　　　　②叶：苦、辛，平。解表散热，顺气化痰。

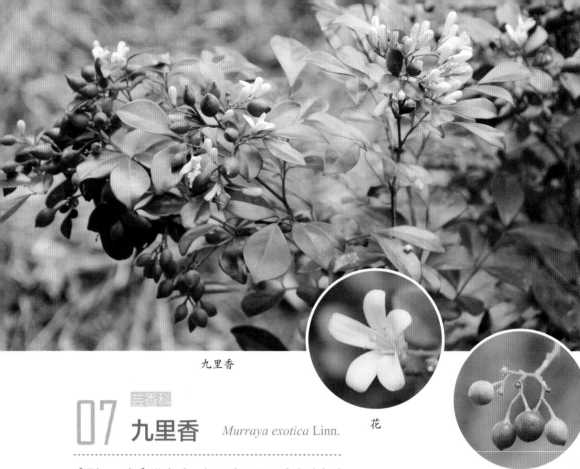

九里香

花

果

芸香科

07 九里香 *Murraya exotica* Linn.

【别　　名】满山香、七里香、千里香或过山香。

【识别特征】灌木或小乔木。树皮苍灰色，光滑无毛，木材坚硬。

叶　奇数羽状复叶互生，叶轴无翅，小叶3~9片，互生；形状变异较大，卵形、匙状倒卵形、椭圆形至近菱形，先端渐尖或稍凹入，基部宽楔形，偏斜，全缘，叶面深绿有光泽。

花　聚伞花序顶生或腋生。花大，极芳香；花梗细长；花瓣5，白色，倒披针形或长圆形。花期4~6月。

果　浆果卵形或球形，成熟时朱红色。具种子1~2粒。种子具棉质毛。果期9~11月。

【生长环境】生于疏林或栽培为绿化树。主产于福建、广东、广西及贵州等地。

【药用部位】叶或带叶嫩枝。

【性味功效】辛、微苦，温。有小毒。行气活血，散瘀止痛，解毒消肿。

【用法用量】内服：煎汤，6~12g；外用适量，鲜叶捣烂敷患处。

【药方选录】①治跌打肿痛：鲜九里香叶、鲜地耳草、鲜水茴香、鲜山栀叶各等量，共捣烂，酒炒敷患处。

②治风湿骨痛：九里香、五色梅根、龙须藤各15g，炖猪骨或浸酒服。

08 降真香

芸香科

Acronychia pedunculata (Linn.) Miq.

【别　　名】山橘或山油柑。

【识别特征】乔木。幼枝及花序被毛茸。

　　　　叶　单叶对生，叶柄长1~2cm，顶端有1结节；叶片长圆形至长椭圆形，两端狭尖，偶有先端略圆或微凹，基部阔楔形；密生腺点；具香气。

　　　　花　聚伞花序顶生或腋生，具长柄；花两性；萼片4；花瓣4，青白色，狭披针形或线形，两侧边缘内卷，内面密被毛茸。花期4~8月。

　　　　果　核果黄色，平滑，半透明。种子黑色，有肉质胚乳。果期8~12月。

【生长环境】生于低湿丘陵或阔叶疏林中。主产于福建、广东、广西及云南等地。

【药用部位】心材或根。

【性味功效】甘，平。理气止痛，祛风活血。

【用法用量】内服：煎汤，9~15g。外用：适量，捣敷。

【药方选录】①治血瘀肿瘤疼痛：降真香适量研末外敷。

　　　　　　②治心绞痛：降真香、赤芍、红花、川芎各15g，丹参30g制成冲剂，每服9g。

【附　　注】①叶：辛、苦，平。理气止痛，祛风止咳，活血消肿。

　　　　　　②果实：甘，平。健脾消食。

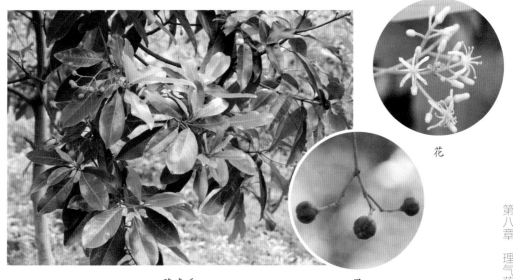

花

降真香

果

09 荔枝 *Dimocarpus confinis (How et Ho) H. S. Lo*

【别　　名】荔仁、枝核、大荔核、丹荔或丽枝。

【识别特征】乔木。树冠广阔，枝多拗曲。

叶　偶数羽状复叶，互生；小叶2~4对，革质而亮绿，长圆形至矩圆状披针形，先端渐尖，基部楔形而稍斜，全缘，新叶橙红色。

花　圆锥花序顶生；花小，杂性，青白色或淡黄色；花被杯状，浅绿色，4片，边缘浅波状；无花瓣；花盘环状，肉质。花期2~3月。

果　核果球形或卵形，外果皮革质，具瘤状突起，成熟时赤色。种子矩圆形，褐色而明亮；假种皮肉质，白色，半透明。果期6~7月。

【生长环境】多栽培于果园。主产于福建、广东、广西、云南及四川等地。

【药用部位】种子。

【性味功效】甘、微苦，温。行气散结，祛寒止痛。

【用法用量】内服：煎汤，5~10g；或入丸、散；外用：适量研末调敷。

【药方选录】治腹股沟斜病（肝郁气滞证）：橘核、荔枝核各15g，川楝子、木香、延胡索、厚朴、积实、桃仁、海藻、昆布、路路通、小茴香、白芍各10g。水煎服，每日1剂。

【附　　注】①假种皮（果肉）：甘、酸，温。益气补血。
②根：微苦、涩，温。消肿止痛。

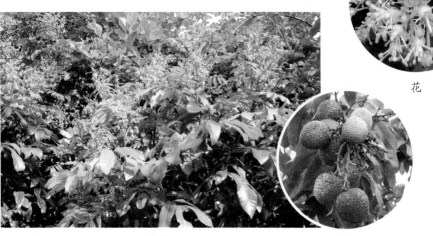

花

荔枝

果

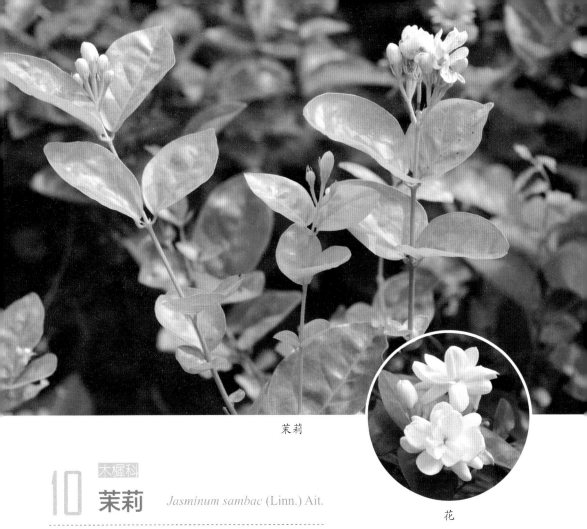

茉莉

花

10 木樨科

茉莉 *Jasminum sambac* (Linn.) Ait.

【别　　名】茉莉花、奈花或木梨花。

【识别特征】攀缘灌木。小枝圆柱形或稍压扁状，偶有中空，疏被柔毛。

　　叶　单叶对生；阔卵形或椭圆形，偶有倒卵形，先端短尖或钝，基部楔形或心形，全缘，下面脉腋间具黄色簇生毛。

　　花　聚伞花序顶生或腋生，常有花3朵；总花梗长1~3cm，被柔毛；花柄粗壮，被柔毛；花白色，芳香；花萼管状，裂片8~10，线形。花期6~11月。花后通常不结实。

【生长环境】多栽培于湿润肥沃土壤。主产于江苏、浙江、福建及广东等地。

【药用部位】花。

【性味功效】辛、甘，微温。理气止痛，辟秽开郁。

【用法用量】内服：煎汤，3~10g；或代茶饮。外用：煎水洗目或菜油浸滴耳。

【药方选录】治目赤肿痛，迎风流泪：茉莉花适量煎水熏洗；或配金银花9g，菊花6g，煎水服。

【附　　注】根：苦，温。有毒。镇痛。

第八章　理气药

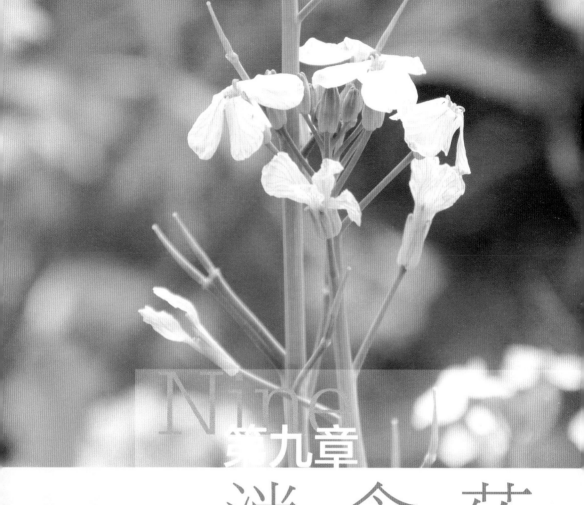

第九章

消食药

01 莱菔 *Raphanus sativus* Linn.

【别　　名】萝卜或萝卜子。

【识别特征】草本。直根，肉质，长圆形或圆锥形。茎粗壮，分枝，具纵棱。

　　叶　基生叶及下部茎生叶呈大头羽状半裂，长8~30cm，宽3~5cm，顶裂片卵形，侧裂片4~6对，疏生粗毛；上部叶长圆形，有锯齿或近全缘。

　　花　总状花序顶生或腋生，组成圆锥状；花淡紫红色或白色；萼片4，线状长椭圆形；花瓣4，宽倒卵形，具爪，有显著脉纹。花期4~5月。

　　果　长角果圆柱形，种子间处缢缩，形成海绵质横隔，先端有喙；种子1~6颗，卵形，微扁，红棕色，并有细网纹。果期5~6月。

【生长环境】全国各地均有栽培。

【药用部位】种子。

【性味功效】辛、甘，平。消食除胀，降气化痰。

【用法用量】内服：煎汤，5~10g；或入丸、散，宜炒用。外用：研末调敷。

【药方选录】①治小儿厌食：鸡内金4个，莱菔子6g，麦芽16g，苍术9g。共煎3次，合并药液分服。

　　　　　　②治风痰喘咳：半夏茯苓、紫菀、苦杏仁、川贝母、枇杷叶、瓜蒌皮各10g，僵蚕、地龙、橘红各5g，莱菔子20g，甘草3g。水煎服。

【附　　注】鲜根：辛、甘，凉。消食下气，化痰，利尿。

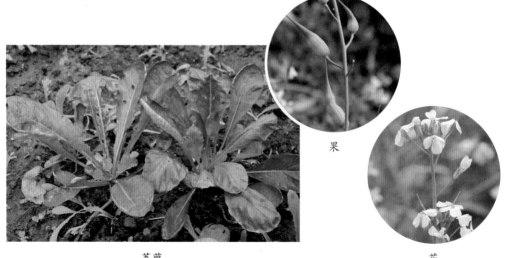

果

莱菔

花

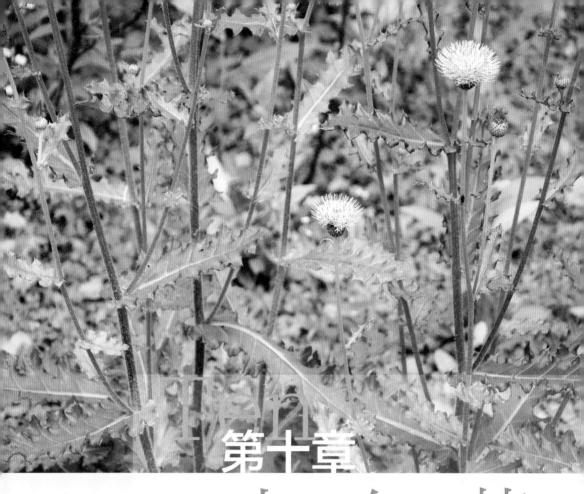

第十章
止血药

01 侧柏 *Thuja orientalis* Linn.

柏科

【别　　名】扁柏、片柏、香柏、柏树或柏子树。

【识别特征】乔木。树冠圆锥形，树皮红褐色，呈鳞片状剥落。小枝扁平，呈羽状排列。

　　　　叶　十字对生，细小鳞片状，紧贴于小枝，亮绿色，顶端尖，背有凹陷的腺体1个。

　　　　花　雌雄同株，雄球花生于下部小枝，呈卵圆形，具短柄；雌球花生于上部小枝，球形，无柄。花期4月。

　　　　果　球果卵圆形，肉质，浅蓝色，后成木质，深褐色而硬，裂开，果鳞顶端具1钩状刺，向外卷曲。种子椭圆形，无刺，淡黄色，质柔软。果期9~10月。

【生长环境】生于湿润肥沃的山坡。全国大部分地区有栽培。

【药用部位】叶。

【性味功效】苦、涩，寒。凉血止血，化痰止咳，生发乌发。

【用法用量】内服：煎汤，6~12g；或入丸、散。外用：煎水洗或捣敷。

【药方选录】①治吐血、衄血：侧柏叶9g，干姜9g，艾叶3g。水煎服。

　　　　　　②治便血，崩漏下血：侧柏叶、当归、生地黄、黄连、枳壳（麸炒）、槐花、地榆、荆芥、川芎各9g，甘草3g。水煎服。

【附　　注】种子（柏子仁）：甘，平。养心安神，润肠通便，止汗。

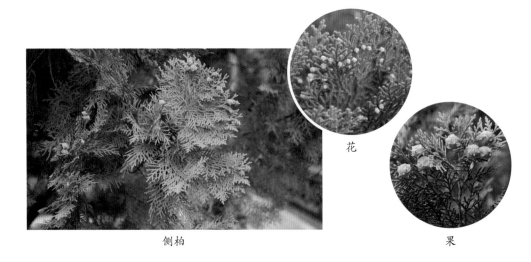

花

侧柏

果

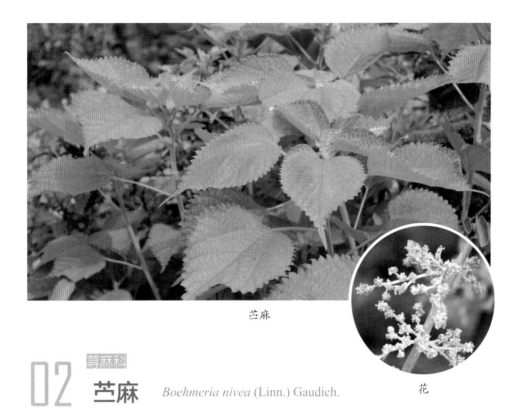

苎麻

花

荨麻科

苎麻

Boehmeria nivea (Linn.) Gaudich.

【别　　名】家苎麻、白麻、圆麻、白麻或青麻。

【识别特征】灌木。茎直立,圆柱形,多分枝,青褐色,密生粗长毛。

叶　互生;叶柄长2~11cm;托叶2,分离;叶片宽卵形,长7~15cm,宽6~12cm,先端渐尖或近尾状,基部宽楔形,边缘密生锯齿,上面粗糙,并散生疏毛,下面密生白色柔毛,基出脉3条。

花　花序呈圆锥状,腋生,长5~10cm;单性,雌雄同株;雄花序位于雌花序之下;雄花小,黄白色,花被片4;雌花淡绿色,簇球形。花期9月。

果　瘦果小,椭圆形,密生短毛,内有种子1颗。果期10月。

【生长环境】生于荒地、山坡或栽培。主产于浙江、广东及广西等地。

【药用部位】根或叶。

【性味功效】甘,寒。凉血止血,清热安胎,利尿,解毒。

【用法用量】内服:煎汤,5~30g;或捣汁。外用:鲜品捣敷或煎汤熏洗。

【药方选录】治崩漏:生苎麻根30g,炒陈皮19g,粳米、大麦仁各50g,细盐少许。先煎苎麻根、陈皮,去渣取汁,后入粳米及大麦仁煮粥,临熟放入盐少许。

03 大蓟 菊科 *Cirsium japonicum* Fisch. ex DC.

【别　　名】大刺儿菜、大刺盖、刺萝卜或山老鼠簕。

【识别特征】草本。根簇生，长圆锥形，肉质，鲜时折断可见橙红色油滴渗出。茎直立，具细纵纹，基部具白丝状毛。

　　　　叶　基生叶有柄，开花时不凋落，呈莲座状，叶片倒披针形或倒卵状椭圆形，羽状深裂，裂片5~6对，边缘齿状，齿端有尖刺，脉上有毛；中部叶无柄，基部抱茎，羽状深裂，边缘有刺。

　　　　花　头状花序顶生或腋生，单一或数个集成圆锥状；总苞钟形，被蛛丝状毛；苞片长披针形，多层。花两性，管状，紫红色。花期5~8月。

　　　　果　瘦果长椭圆形，冠毛羽状，暗灰色。果期6~8月。

【生长环境】生于山坡或路边。全国各地均有分布。

【药用部位】全草。

【性味功效】甘、苦，凉。凉血止血，散瘀解毒，消痈。

【用法用量】内服：煎汤，9~15g（鲜者30~60g）；捣汁或研末。外用：捣敷或捣汁涂。

【药方选录】①治衄血，吐血：大蓟根15g，白茅根10g，水煎服。

　　　　　　②治崩漏、血色暗带：大蓟根25g，茜草20g，地榆炭15g，黄柏9g，水煎，分2~3次服，每日1剂，连服3~5日。

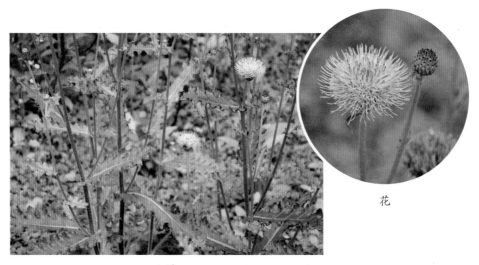

花

大蓟

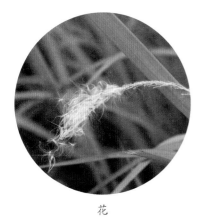

花

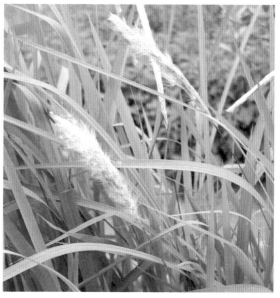

白茅

04 白茅 *Imperata cylindrica var. major* (Nees) C. E. Hubb.

【别　　名】茅根、茹根、白茅根、茅草根、甜草根或丝毛根。

【识别特征】草本。根茎密生鳞片。秆丛生，直立，具2~3节，节上有柔毛。

叶　多丛集于基部；叶鞘无毛，上部及边缘和鞘口具纤毛；叶片线状披针形，先端渐尖，基部渐狭，叶面及边缘粗糙，叶背光滑；根生叶长，几与植株相等，茎生叶较短。

花　圆锥花序柱状，分枝短缩密集；小穗披针形或长圆形，基部密生丝状柔毛，具长短不等的小穗柄。花期5~6月。

果　颖果。果期6~7月。

【生长环境】生于路旁、山坡或草地上。全国各地均有分布。

【药用部位】根茎。

【性味功效】甘、寒。凉血止血，清热利尿。

【用法用量】内服：煎汤，9~30g（鲜者30~60g）；外用：捣汁或研末。

【药方选录】①治咯血、尿血：白茅花30g，白茅根90g，水煎服。

②治疗与预防流行性感冒：贯众10g，金银花15g，紫苏叶10g，黄芩10g，白茅根15g，甘草5g，藿香10g，水煎服，每次150mL，每日2次。

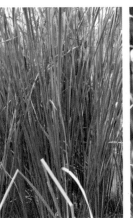
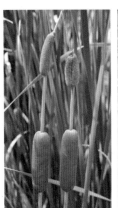
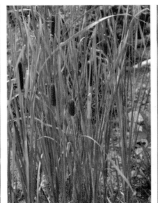
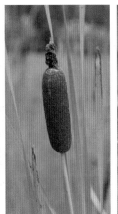
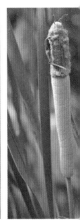

| 水烛 | 花 | 香蒲 | 花 | 花 |

05 水烛 *Typha angustifolia* Linn.

【别　　名】蒲草、蒲花或水蜡烛。

【识别特征】水生或沼生草本。根状茎灰黄色，先端白色。地上茎直立，粗壮。

　　　　叶　狭线形；上部扁平，中部以下腹面微凹，背面向下逐渐隆起呈凸形；叶鞘抱茎。

　　　　花　花小，单性，雌雄同株，集合成圆柱状肥厚的穗状花序；雌雄花序离生，相距2.5~6.9cm，雄花序在上部，雌花序在下部，雌、雄花序的花被均退化成鳞片状或茸毛。花期6~7月。

　　　　果　小坚果长椭圆形，具褐色斑点，纵裂。种子深褐色。果期7~8月。

【生长环境】生于湖泊、河流或池塘浅水处。主产于安徽、江苏及浙江等地。

【药用部位】花粉。

【性味功效】甘，平。止血，化瘀，通淋。

【用法用量】内服：煎汤，5~10g；或入丸、散。外用：研末撒或调敷。

【药方选录】①治吐血：槐花、地榆、蒲黄、仙鹤草各15g，白芍、海螵蛸、白及各12g，炙甘草9g。水煎服。

　　　　　　②治痛经、不孕：当归、赤芍、小茴香、五灵脂、生蒲黄、制香附、延胡索各9g，乌药、没药、川芎、肉桂各6g，炮姜4.6g。水煎服。

【附　　注】同属植物香蒲*Typha orientalis* PresLinn.（区别：雌雄花序紧密连接不离生）功效相同。

06 仙鹤草

Agrimonia pilosa Ldb.

【别　　名】龙牙草、脱力草、狼牙草或黄龙尾。

【识别特征】草本。全株被白色柔毛；茎绿色，老时带紫色，上部分枝。根状茎褐色，横走，短圆柱状，着生细长须根。

叶　奇数羽状复叶，互生，有柄；托叶2枚，被长柔毛；小叶3~9片，长椭圆形或椭圆形，先端锐尖，基部楔形，有时稍斜，边缘具锐锯齿，两面均被柔毛，具多数黄色腺点。

花　总状花序顶生或腋生，长10~20cm；花具短梗，基部有2枚三叉状苞片；花萼筒状，先端5裂，裂片密被钩刺；花瓣5，黄色。花期7~9月。

果　瘦果，包于具钩宿存花萼内。果期9~10月。

【生长环境】生于荒地、山坡、路旁或草地。全国大部分地区均有分布。

【药用部位】全草。

【性味功效】苦、涩，平。收敛止血，截疟，止痢，解毒，补虚。

【用法用量】内服：煎汤，6~12g（鲜者15~30g），捣汁或入散剂。外用：捣敷。

【药方选录】①治血热咯血：鲜仙鹤草30g，鲜墨旱莲12g，侧柏叶9g。水煎服。
②治贫血衰弱，精力痿顿（脱力劳伤）：仙鹤草50g，大枣10个。水煎，每日1剂，分数次服。

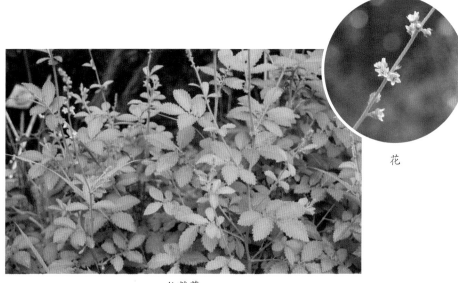

花

仙鹤草

07 鸡冠花 苋科
Celosia argentea Linn. var. cristata (Linn.) O. Ktze.

【别　　名】鸡公花、鸡髻花或鸡冠头。

【识别特征】草本，全株无毛。茎直立，粗壮，绿色或带红色。

　　叶　单叶互生；长椭圆形至卵状披针形，长5~12cm，宽3.5~6.5cm，先端渐尖，全缘，基部渐狭而成叶柄。

　　花　穗状花序多变异，生于茎先端或分枝末端，常呈鸡冠状；色有紫、红、淡红、黄或杂色；花密生，每花有3苞片。花期7~9月。

　　果　胞果成热时横裂，内有黑色细小种子。果期9~10月。

【生长环境】全国各地均有栽培。

【药用部位】甘、涩，凉。收敛止血，止带，止痢。

【性味功效】花序。

【用法用量】内服：煎汤，6~12g；或入丸、散。外用：煎水熏洗。

【药方选录】①治便血，痢疾：鸡冠花、槐米、地榆各9g。水煎服。

　　　　　　②治功能性子宫出血、白带过多：鸡冠花15g，海螵蛸12g，白扁豆花6g。水煎服。

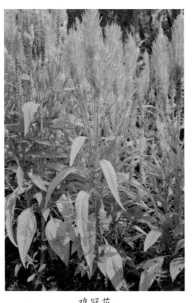

鸡冠花

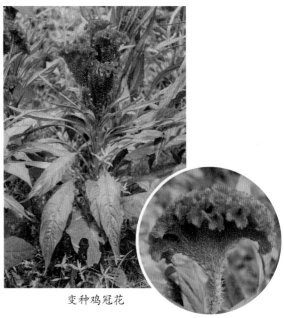

变种鸡冠花

花

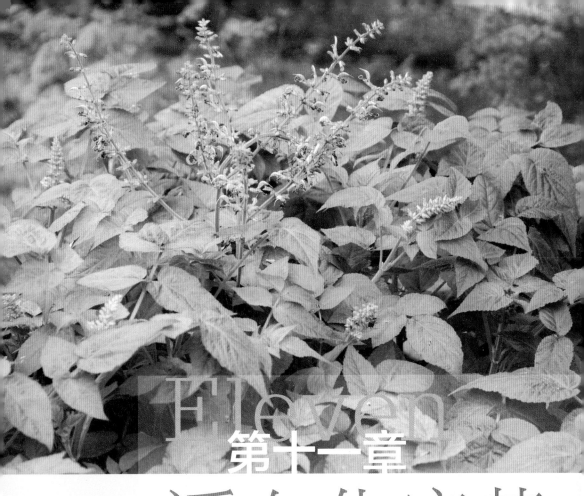

Eleven

第十一章

活血化瘀药

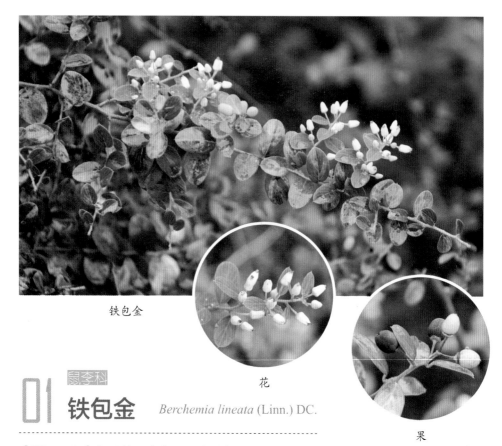

铁包金

花

果

01 鼠李科

铁包金 *Berchemia lineata* (Linn.) DC.

【别　　名】勾儿茶、老鼠耳、小叶铁包金或乌龙根。

【识别特征】藤状灌木，小枝灰褐色。主根粗壮，表面褐黑色，里面黄色，故称"铁包金"。

　　　　叶　单叶互生；叶柄短；叶片卵形，长1.5~2cm，宽0.4~1.2cm，先端钝具小凸点，基部圆或微心形，全缘，无毛，侧脉5~7对。

　　　　花　2~10朵族生于叶腋或枝顶，呈聚伞总状花序，花序轴被毛；萼片5，线形或狭披针形；花瓣5，匙形，白色。花期8~10月。

　　　　果　核果肉质，成熟时黑色或紫黑色，具宿存的花盘和萼筒。果期11月。

【生长环境】生于低海拔山野、路旁或坡地。主产于福建、广东及广西等地。

【药用部位】茎藤或根。

【性味功效】苦、微涩，平。消肿解毒，止血镇痛，祛风除湿。

【用法用量】内服：煎汤，15~30g；鲜品30~60g。外用：适量，捣敷。

【药方选录】①治肺痨久咳：铁包金180g，川破石18g，甘草18g。共煎服。

　　　　　　②治背痈：鲜铁包金30g。水炖服；另取鲜叶捣烂敷患处。

南方中草药识别与家庭应用

128

02 山鸡血藤
蝶形花科

Millettia dielsiana Harms

【别　　名】五叶鸡血藤、香花崖豆藤或崖豆藤。

【识别特征】攀缘灌木。茎皮灰褐色，剥裂，枝无毛或被微毛。

叶　羽状复叶，长15~30cm；叶柄长5~12cm；托叶线形；小叶片5，纸质，披针形，狭长圆形，先端急尖至渐尖，基部钝圆，侧脉于近边缘环结。

花　圆锥花序顶生或腋生，长达40cm；苞片线形；花萼阔钟状，与花梗同被细柔毛；花冠外面白色，内面紫色。花期5~9月。

果　荚果线形至长圆形，扁平，密被灰色绒毛，果瓣薄，近木质，瓣裂；种子长圆状凸镜形。果期6~11月。

【生长环境】生于山坡杂木林或灌丛中。主产于江西、福建、广东及广西等地。

【药用部位】藤茎。

【性味功效】苦、微甘，温。补血止血，舒经活络。

【用法用量】内服：煎汤，9~15g（大剂量30g）；或浸酒。

【药方选录】①治血虚月经不调，经闭腹痛：山鸡血藤熬膏10g，冰糖15g调服；或山鸡血藤、当归、川芎各15g，香附10g。水煎服。

②治贫血：山鸡血藤、制何首乌、熟地黄、当归各15g。水煎服。

【附　　注】本品为鸡血藤混淆品。

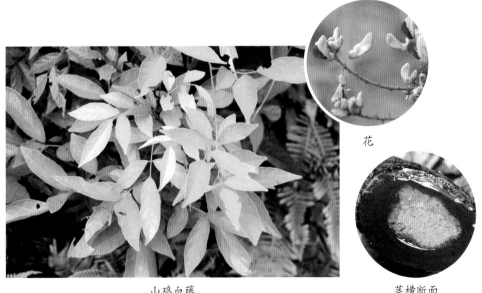

花

山鸡血藤

茎横断面

03 马鞭草 *Verbena officinalis* Linn.

【别　　名】铁马鞭、铁马莲、铁扫手或野荆芥。

【识别特征】草本。茎直立，上部有分枝，四棱形，节及棱上疏生硬毛。

叶 对生；茎生叶近无柄；叶片倒卵形或长椭圆形，先端尖，基部楔形，羽状深裂，裂片疏生粗锯齿，两面均有硬毛。

花 穗状花序顶生或腋生，长16~30cm；花紫蓝色；花冠唇形，下唇较上唇为大，上唇2裂，下唇3裂，喉部具白色长毛。花期6~8月。

果 蒴果长方形，成熟时分裂为4个小坚果。果期7~10月。

【生长环境】生于荒地、路边、田边或草坡等处。主产于广西、江西、广东及福建等地。

【药用部位】地上部分。

【性味功效】苦，凉。活血散瘀，解毒，利水，退黄，截疟。

【用法用量】内服：煎汤，5~10g（鲜者捣汁30~60g）；或入丸、散。外用：捣敷或煎水洗。

【药方选录】①治流行性感冒：马鞭草30g，青蒿、羌活各15g。水煎服。

②治感冒发热：马鞭草、板蓝根各18g，水煎，分2次服。

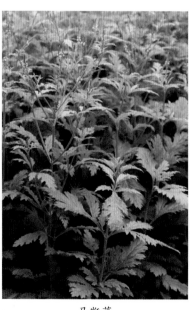

马鞭草

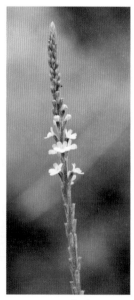

马鞭草花

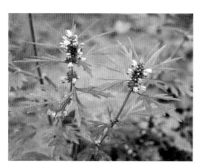
益母草（老叶）

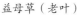
益母草（幼苗）

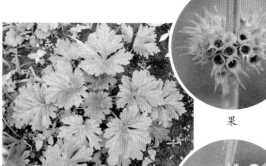
果

花

04 益母草 唇形科

Leonurus artemisia (Lour.) S. Y. Hu

【别　　名】红花益母草、益母蒿、益母艾或茺蔚。

【识别特征】草本。茎方形，被微毛。

叶　对生；叶形多种，幼苗叶具长柄，呈圆形，直径4~8cm，叶缘5~9
浅裂，每裂片具2~3钝齿，基部心形；茎中部叶具短柄，3全裂，裂片近披针
形；最上部叶不分裂，线形，上面绿色，下面浅绿色，两面均被短柔毛。

花　花多数，腋生，呈轮伞状；苞片针刺状；花萼钟形，先端具5长尖
齿，下方2片较上方3片长；花冠唇形，淡红色或紫红色。花期6~8月。

果　小坚果褐色，三棱状。果期7~9月。

【生长环境】生于山野荒地、田埂或草地等处。全国各地均有分布。

【药用部位】地上部分。

【性味功效】辛、苦，微寒。活血调经，利尿消肿，清热解毒。

【用法用量】内服：煎汤，9~18g；熬膏或入丸、散。外用：煎水洗或捣敷。

【药方选录】①治痛经：益母草15g，延胡索6g，水煎服。

②治产后血瘀腹痛、月经不调：益母草30g，大枣10枚，水煎服。

【附　　注】①果实（茺蔚子）：辛、苦，
微寒。活血调经，清肝明目。
②同属植物白花益母草*Linn
heterophyllus* Sweet var. *albiflorus*
(Migo) S. Y. Hu（区别：花白色）
的全草和果实具有相同功效。

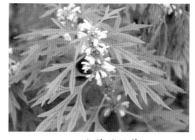
白花益母草

第十一章　活血化瘀药

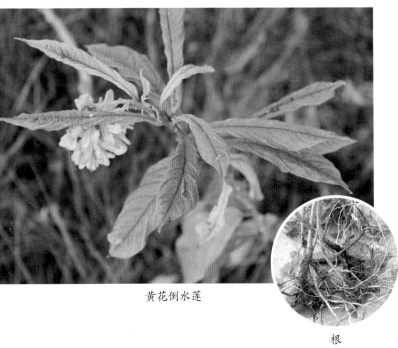
黄花倒水莲

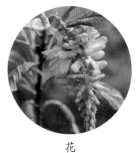
花

根

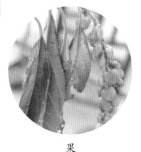
果

05 黄花倒水莲

远志科

Polygala fallax Hemsl.

【别　　名】黄花大远志、黄花参、黄花远志或倒吊黄花。

【识别特征】灌木。全株有甜味。根粗壮，淡黄色，肉质。树皮灰白色。

叶　互生；膜质，披针形或倒卵状披针形，长8~20cm，宽3~7cm，先端渐尖，基部渐狭或近圆形，全缘；具短柄。

花　总状花序顶生，下垂；花黄色，左右对称；萼片5，内面2枚大，花瓣状；花瓣3，下部合生，中央一瓣较大，呈囊状，近顶端处具流苏状附属物。花期5~8月。

果　蒴果阔肾形，扁平。种子有毛，一端平截，一端突起。果期8~12月。

【生长环境】生于山谷、溪旁或湿润灌木丛。主产于广西、广东、湖南及江西等地。

【药用部位】根。

【性味功效】甘、微苦，平。补益气血，健脾利湿，活血调经。

【用法用量】内服：煎汤，15~30g。外用：适量，捣敷。

【药方选录】①治急慢性肝炎：黄花倒水莲根9~15g；或鲜叶60~150g，水煎服。

②治贫血：黄花倒水莲、土党参、鸡血藤各30g，水煎服。

06 骨碎补

骨碎补科

Drynaria fortunei (Kunze) J. Sm.

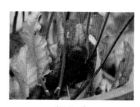
根状茎

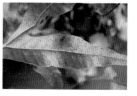
孢子

【别　　名】肉碎补、石岩姜、猴姜、毛姜或爬岩姜。

【识别特征】附生草本。根状茎肉质，粗壮，长而横走，
密被棕黄色、线状凿形鳞片。

叶　二型；营养叶厚革质，红棕色或灰褐色，卵
形，无柄，边缘羽状浅裂。孢子叶绿色，具短柄，柄
有翅，叶片矩圆形或长椭圆形，羽状深裂，羽片6~15
对；两面均无毛，叶脉显著。

孢子　孢子囊群圆形，黄褐色，无囊群盖。

【生长环境】附生于树上、山林石壁或墙上。主产于福建、广东、广西及江西
等地。

【药用部位】根茎。

【性味功效】苦，温。疗伤止痛，补肾强骨；外用消风祛斑。

【用法用量】内服：煎汤，3~9g；浸酒或入丸、散。外用：捣敷。

【药方选录】①治老年肾虚，腰痛脚弱：骨碎补15g，补骨脂10g，牛膝10g，桑
寄生10g。水煎服。

②治跌打损伤：骨碎补15~30g，水煎服，每日2次。或用骨碎补
120g，白酒500mL，一同浸泡，分10次服，每日2次。

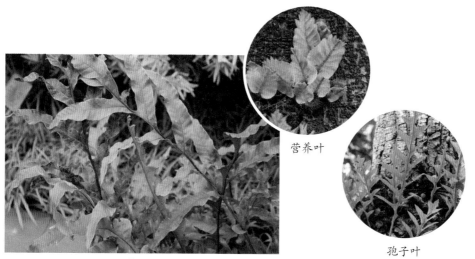

营养叶

孢子叶

骨碎补

07 唇形科 丹参 *Salvia miltiorrhiza* Bunge.

【别　　名】红根、血参根、血山根、红丹参或紫丹参。

【识别特征】草本，全株密被柔毛。根细长圆柱形，外皮朱红色。茎方形。

　　　　叶　奇数羽状复叶，对生，有柄；小叶3~5片，顶端小叶最大，小叶柄亦最长；小叶片阔披针形，先端急尖或渐尖，基部阔楔形或近心形，边缘具圆锯齿，叶两面被柔毛。

　　　　花　总状花序顶生或腋生，长10~20cm；小花轮生，每轮有花3~10朵；小苞片披针形；花萼带紫色，长钟状；花冠蓝紫色，二唇形，上唇呈镰刀形，下唇较短，圆形，先端3裂。花期5~8月。

　　　　果　小坚果4，椭圆形，黑色。果期8~9月。

【生长环境】生于山坡、草地或山野向阳处。主产于安徽、河北、四川及江苏等地。

【药用部位】根及根茎。

【性味功效】苦，微温。活血祛瘀，通经止痛，清心除烦，凉血消痈。

【用法用量】内服：煎汤，10~15g；或入丸、散。外用：熬膏涂或煎水熏洗。

【药方选录】治冠心病、心绞痛：丹参15g，檀香、砂仁各5g。以水先煎丹参，后下檀香、砂仁，煎沸饮，可加适量红糖调味。

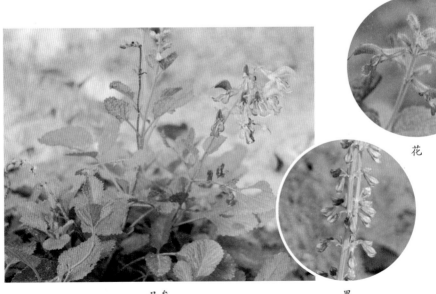

花

果

丹参

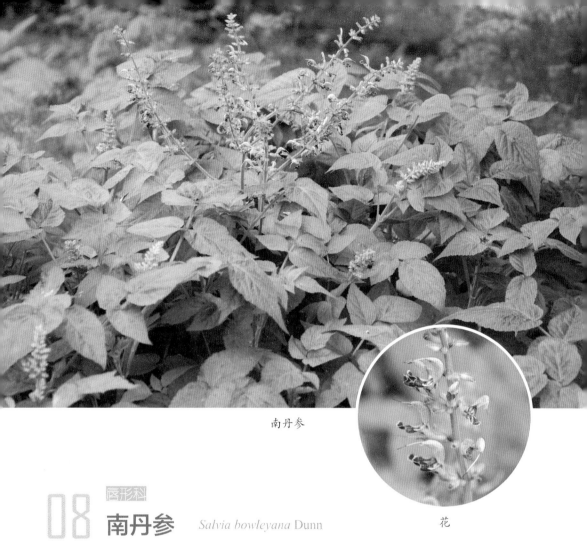

南丹参

花

08 **南丹参** *Salvia bowleyana* Dunn

- -

【别　　名】赤参、红根、紫根或鼠尾草。

【识别特征】草本。茎粗壮，钝四棱形，具沟槽，被柔毛。根肥厚，外表红色。

　　　　叶　羽状复叶，对生；叶柄长4~6cm，被长柔毛；叶片长10~20cm，有小叶7片，顶生小叶卵圆状披针形，边缘具圆齿状锯齿；侧脉5~6对。

　　　　花　轮伞花序8至多花，顶生总状花序或总状圆锥花序；花冠淡紫色、紫色，伸出花萼，冠檐二唇形，上唇呈镰刀状，下唇呈长方形。花期3~7月。

　　　　果　小坚果椭圆形，褐色，顶端有毛。果期7~9月。

【生长环境】生于山地、林间或路旁。主产于江西、福建、广东及广西等地。

【药用部位】根。

【性味功效】苦，微寒。活血化瘀，调经止痛。

【用法用量】内服：煎汤，9~15g；或入丸、散。

【药方选录】治经血涩少，产后瘀血腹痛，闭经腹痛：南丹参、益母草、香附各9g。水煎服。

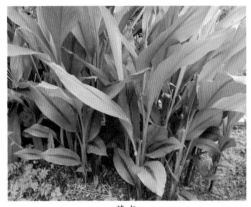
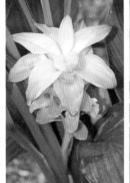
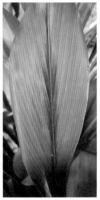

莪术　　　　　　　　花序　　　　　　　　叶

09 莪术 *Curcuma zedoaria* (Christm.) Rosc.

姜科

【别　　名】蓬术、羌七、黑心姜或姜七。

【识别特征】草本。根细长，末端膨大成肉质纺锤形块根，断面黄绿色或近白色。

主根茎圆柱状，侧根茎指状，根茎断面淡绿色、黄绿色至黄色。

　叶　直立，椭圆状长圆形至长圆状披针形，长25~60cm，宽10~15cm，中部有紫斑；叶柄较叶片为长。

　花　穗状花序自根茎抽出，圆柱状，苞片20多枚；花冠裂片红色；唇瓣黄色，倒卵状。花期3~5月。

　果　蒴果。果期4~7月。

【生长环境】生于山谷、溪旁或林边等的阴湿处。

主产于广西、广东及四川等地。

【药用部位】根茎。

【性味功效】苦、辛，温。破血行气，消积止痛。

【用法用量】内服：煎汤，6~9g；或入丸、散。

【药方选录】治慢性肝炎：三棱、莪术、当归各9g，赤芍12g，丹参25g，白茅根30g，青皮9g，煎水服。

【附　　注】同属植物广西莪术*Curcuma kwangsiensis* S.G. Lee et C.F.Liang（区别：叶中部无紫斑）具相同功效。

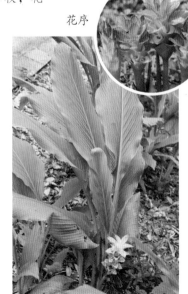

花序

广西莪术

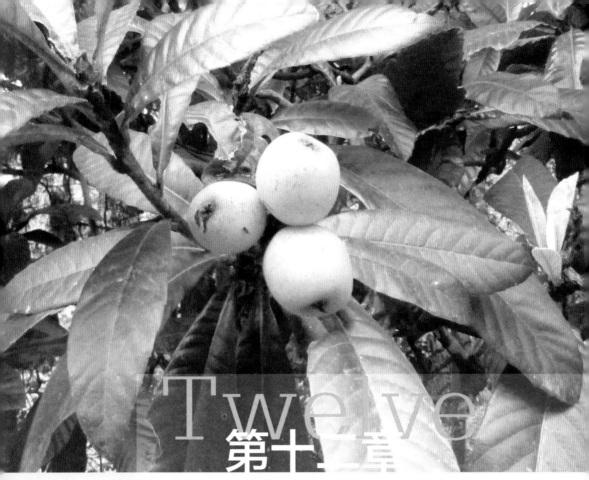

第十二章
化痰止咳
平喘药

01 桂花 *Osmanthus fragrans* (Thunb.) Lour.

【别　　名】九里香或木樨。

【识别特征】常绿乔木，树皮灰褐色。

　　　　叶　单叶对生，叶片椭圆状披针形，全缘或上半部具细锯齿，腺点在两面连成小水泡状突起，革质。

　　　　花　聚伞花序簇生于叶腋，每腋内有花多朵；花黄白色、淡黄色、黄色或橘红色，气芳香。花期9~10月。

　　　　果　歪斜，椭圆形，呈紫黑色。果期翌年3月。

【生长环境】多为栽培。全国各地均有分布。

【药用部位】花。

【性味功效】辛，温。温肺化痰，散寒止痛。

【用法用量】内服：煎汤，3~12g；或泡茶饮。外用：煎水含漱。

【药方选录】①治咳嗽多痰：桂花、麦冬、桔梗各10g，甘草6g，鱼腥草30g，水煎服。每日1~2剂。

　　　　　　②治消化不良：桂花10g，扁豆花50g，烘干共研细末；粳米适量煮成粥。食粥时调入药末1小汤匙，亦可放糖调味。

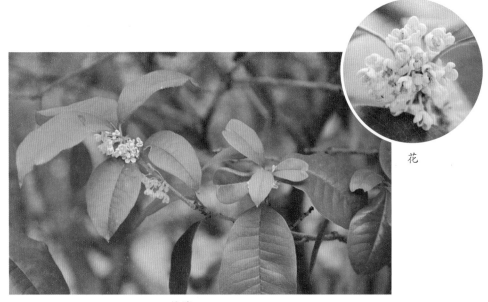

花

桂花

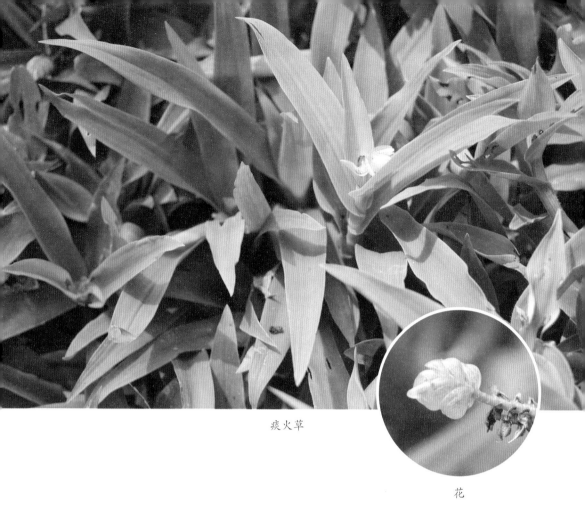

痰火草

花

02 鸭跖草科
痰火草 *Murdannia bracteata* (C. B. Clarke) J. K. Morton ex Hong

【别　　名】大苞水竹叶、围夹草、癌草、青竹壳菜或青鸭跖草。

【识别特征】匍匐草本。须根多而细。茎有毛。

　　叶　基生叶丛生，阔线形，长10~24cm，宽1~1.5cm；茎生叶互生，长圆状披针形，长3~8cm，宽8~12mm，先端急尖，基部呈鞘状，叶鞘被毛。

　　花　密集成头状花序，顶生；花梗长2.5~5cm；花梗粗短；小苞片大而宿存，膜质，圆形，成覆瓦状排列；花瓣3，蓝色或紫色。花期5月。

　　果　蒴果卵形，具3棱，每室有种子2颗。种子具皱纹。果期8~11月。

【生长环境】生于水沟边及密林下。主产于广东、海南、广西及云南等地。

【药用部位】全草。

【性味功效】甘、淡，凉。化痰散结，清热通淋。

【用法用量】内服：煎汤，30~60g。

【药方选录】肾炎、膀胱炎、尿道炎：车前草，金银花，痰火草各15g，水煎服。

第十二章　化痰止咳平喘药

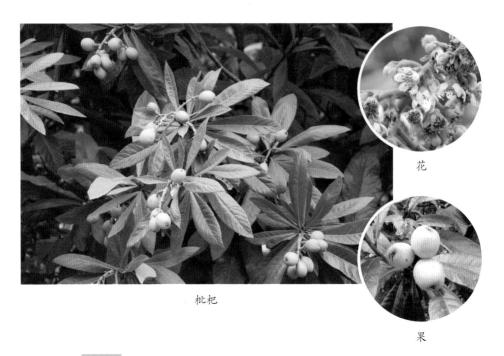

花

果

枇杷

03 枇杷 蔷薇科 *Eriobotrya japonica* (Thunb.) Lindl.

【别　　名】卢桔。

【识别特征】小乔木。小枝粗壮，被锈色绒毛。

　　叶　单叶互生；革质；长椭圆形，先端短尖，基部楔形，边缘有疏锯齿，上面有光泽，下面密被锈色绒毛，托叶2枚，大而硬，三角形，渐尖。

　　花　圆锥花序顶生，花序有分枝，密被绒毛；苞片凿状，被褐色绒毛；花萼管短，密被绒毛；花瓣5，白色，倒卵形。花期9~11月。

　　果　浆果状梨果，圆形或近圆形，黄色或橙黄色；核数颗，棕褐色。果期翌年4~5月。

【生长环境】多栽种于村边、平地或坡地。主产于福建、广东及广西等地。

【药用部位】叶。

【性味功效】苦，微寒。清肺止咳，降逆止呕。

【用法用量】内服：煎汤，6~10g（鲜者15~30g）；熬膏或入丸、散

【药方选录】①治咳嗽：枇杷叶15g，川贝母3g，苦杏仁6g，陈皮6g。水煎服。

　　　　　　②治肺燥咳嗽：枇杷叶9g，桑叶9g，白茅根15g。水煎服。

【附　　注】果实：甘、酸、凉。润肺下气，止渴。

04 木本曼陀罗 *Datura arborea* Linn.

茄科

【别　　名】白曼陀罗、闹洋花、风茄花或洋金花。

【识别特征】小乔木。茎粗壮，上部分枝。

　　叶　卵状披针形、矩圆形或卵形，顶端渐尖或急尖，基部不对称楔形，全缘或有不规则缺刻状齿，两面有微柔毛；叶柄长1~3cm。

　　花　单生，俯垂，花梗长3~5cm。花萼筒状，先端5裂，裂片长三角形，长8~12cm，直径2~2.5cm；花冠白色，脉纹绿色，长漏斗状，中部以下较细而向上渐扩大成喇叭状，长达23cm。花期3~10月。

　　果　蒴果扁球形，表面疏生短刺，熟时瓣裂，宿存萼筒基部呈浅盘状。花期4~11月。

【生长环境】生于山坡、田间或路旁土质肥沃处。主产于江苏、浙江及福建等地。

【药用部位】花。

【性味功效】辛，温；有毒。平喘止咳，解痉定痛。

【用法用量】内服：宜入丸散，0.3~0.6g。外用：适量，煎水洗；或浸酒涂擦。

【药方选录】治哮喘：洋金花15g，研成细末，将药末倒入500mL的60度纯粮白酒中，摇匀，密封存放7天后服用。每次1~2mL，每日服3次。

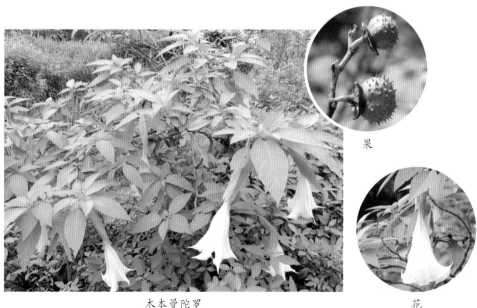

果

木本曼陀罗

花

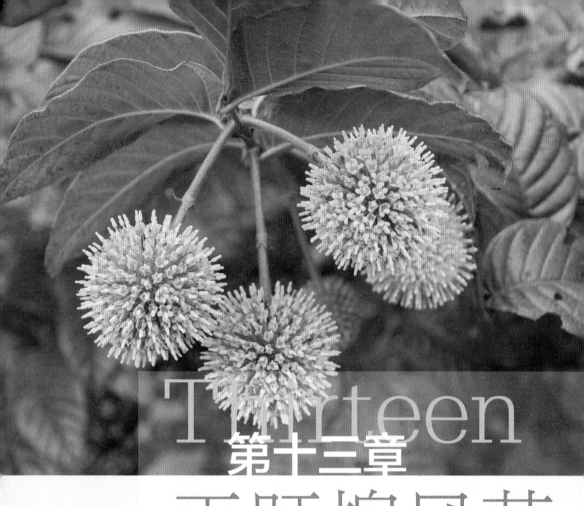

Thirteen

第十三章

平肝熄风药

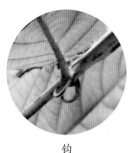

钩

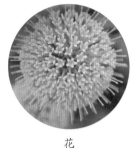

花

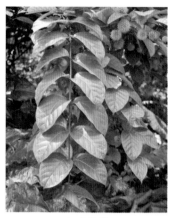

大叶钩藤

01 茜草科
大叶钩藤 *Uncaria macrophylla WalLinn.*

【别　　名】大钩丁或双钩藤。

【识别特征】木质藤本。小枝四棱柱形，褐色，茎无毛。叶腋具成对或单生的钩，向下弯曲，先端尖。

　　叶　对生；叶片大，革质，先端渐尖，基部阔楔形，全缘，上面光亮，下面在脉腋内常有束毛，略呈粉白色；托叶2深裂，裂片条状钻形。

　　花　头状花序单个腋生或顶生，排列成总状花序式；总花梗纤细，长2~5cm；花黄色，花冠合生，上部5裂，裂片外被粉状柔毛。花期5~7月。

　　果　蒴果倒卵形或椭圆形，被疏柔毛。种子两端有翅。果期10~11月。

【生长环境】生于湿润林下或灌丛。主产于广西、江西、广东、湖南及四川等地。

【药用部位】带钩枝枝。

【性味功效】甘，凉。息风定惊，清热平肝。

【用法用量】内服：煎汤，3~12g，不宜久煎；或入散剂。

【药方选录】①治高血压早期，表现为肝火上升、肝阳偏亢症候者：天麻9g，钩藤（后下）12g，石决明（先煎）30g，栀子6g，黄芩9g，川牛膝12g，杜仲10g，益母草9g，桑寄生12g，夜交藤12g，茯苓12g。水煎服。

②治高血压：钩藤40g，夏枯草30g，桑叶20g，菊花20g。水煎服。

【附　　注】同属植物毛钩藤*Uncaria hirsuta HaviLinn.*（区别：全株被硬毛）的带钩茎枝具同等功效。

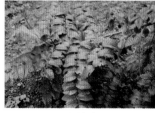

毛钩藤

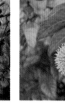

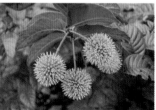

花

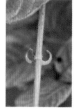

钩

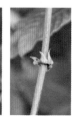

托叶

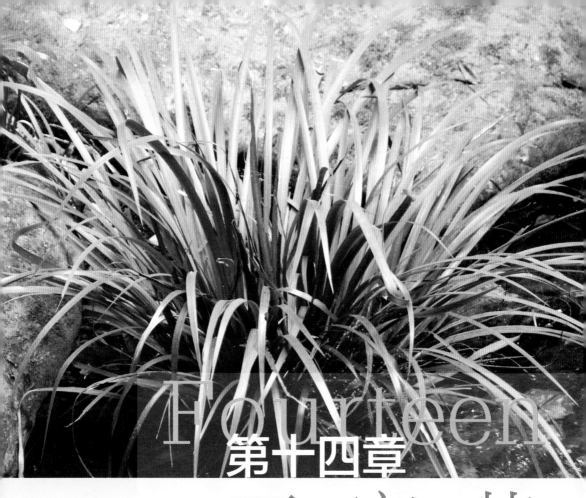

第十四章

开 窍 药

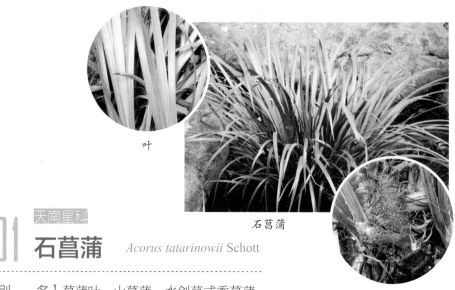

叶

石菖蒲

根茎

01 天南星科
石菖蒲 *Acorus tatarinowii* Schott

【别　　名】菖蒲叶、山菖蒲、水剑草或香菖蒲。

【识别特征】草本，根茎横卧，外皮黄褐色。

叶　叶基生；剑状线形，长30~50cm，宽2~6mm，先端渐尖，暗绿色，有光泽，叶脉平行，无中脉。

花　花茎高10~30cm，扁三棱形；佛焰苞叶状；肉穗花序自佛焰苞中部旁侧裸露而出，无梗，呈狭圆柱形，柔弱。花期6~7月。

果　浆果肉质，倒卵形；幼果绿色，成熟时黄绿色或黄白色。果期8月。

【生长环境】生于山涧泉流附近。主产于广东、广西及福建等地。

【药用部位】根茎。

【性味功效】辛、苦，温。开窍豁痰，醒神益智，化湿开胃。

【用法用量】内服：煎汤，3~10g（鲜者9~25g）；或入丸、散。外用：煎水洗或研末调敷。

【药方选录】治健忘：茯神、远志肉（甘草水泡）、石菖蒲各90g，共为细末，用9~15g，煎汤，空腹时服，每日数次。

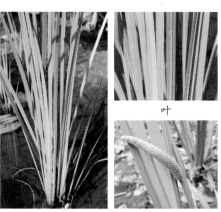

叶

花

菖蒲

【附　　注】同属植物菖蒲*Acorus calamus* Linn.功效类同，区别：叶片中脉明显，花黄绿色，浆果红色。

南方中草药识别与家庭应用

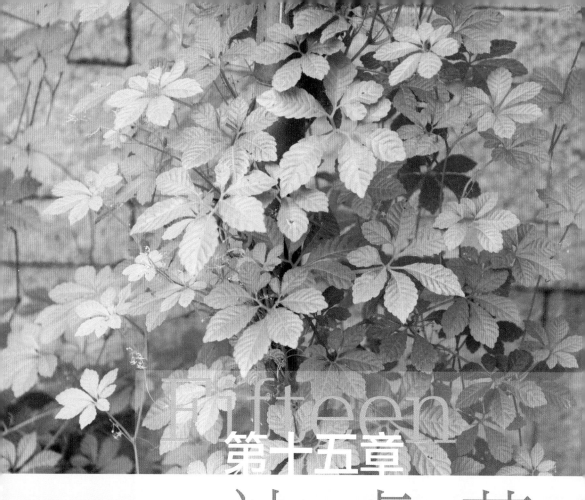

fifteen

第十五章

补虚药

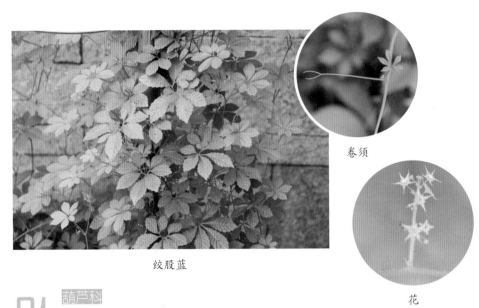

卷须

花

绞股蓝

01 绞股蓝 *Gynostemma pentaphyllum* (Thunb.) Makino

【别　　名】七叶胆、小苦药、公罗锅底或遍地生根。

【识别特征】攀缘草本。茎细弱，多分枝，具纵棱和沟槽，无毛或疏被短柔毛；卷须2分叉或稀不分叉。

　　叶　互生；叶柄长3~7cm；叶片纸质，鸟足状，具5~9小叶，卵状长圆形或长圆状披针形，边缘具波状齿，两面均被短硬毛；上面平坦，下面突起，细脉网状。

　　花　花小，雌雄异株，雄花组成腋生的圆锥花序；花萼管短，5裂，裂片三角形；花冠白色，轮状，5裂，裂片披针形；雌花序较雄花序短。花期3~11月。

　　果　球形，成熟后为黑色，光滑无毛。内含倒垂种子2颗，卵状心形，灰褐色，基部心形，面具乳突状突起。果期4~12月。

【生长环境】生于山谷密林、山坡疏林下或灌丛中。主产于长江以南各地。

【药用部位】全草。

【性味功效】苦、微甘，凉。补虚，清热解毒。

【用法用量】内服：煎汤，15~30g；研末，3~6g；或泡茶饮。外用：捣烂涂擦。

【药方选录】①治白细胞减少：桂枝10g，炒白芍20g，炙甘草6g，大枣10枚，生姜10g，虎杖20g，绞股蓝30g，制黄精30g。水煎服。

②治高脂血症：绞股蓝15g，生山楂30g。加水煎煮30分钟，去渣取汁，频频代茶饮用。

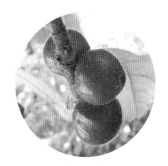
成熟果实

02 五指毛桃 *Ficus hirta* Vahl.
桑科

【别　　名】粗叶榕、五指牛奶、土黄芪、五爪龙或南芪。

【识别特征】灌木或小乔木，全株被黄褐色贴伏短硬毛，有乳汁。

　　叶　互生；纸质，多型，长椭圆状披针形或狭广卵形，先端渐尖，基部圆
　　　　形或心形，常具3~5深裂片，微波状锯齿或全缘，两面粗糙；叶柄长2~7cm；
　　　　托叶卵状披针形。

　　花　隐头花序叶腋或生于无叶老枝上，花序托顶部具苞片形成的脐状突
　　　　起；基部苞片卵状披针形，被紧贴的柔毛；无总花梗。花期5~7月。

　　果　瘦果椭圆形，成熟时。果期8~10月。

【生长环境】生于山林中或山谷灌木丛。主产于福建、广东、广西及云南等地。

【药用部位】根。

【性味功效】甘，微温。健脾补肺，行气利湿，舒筋活络。

【用法用量】内服：煎汤，60~90g。

【药方选录】治急性黄疸型肝炎、慢性肝炎：穿破石1000g，五指毛桃250g，
　　　　　　葫芦茶90g，加水浸煮两次，浓缩至1500mL，加白糖300g，入防
　　　　　　腐剂，静置，过滤。较重者每天服90mL，分2次服；轻者，每天服
　　　　　　45mL，1次服完，以1个月为一疗程。

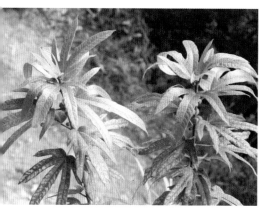
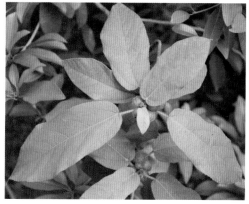
五指毛桃

第十五章　补虚药

149

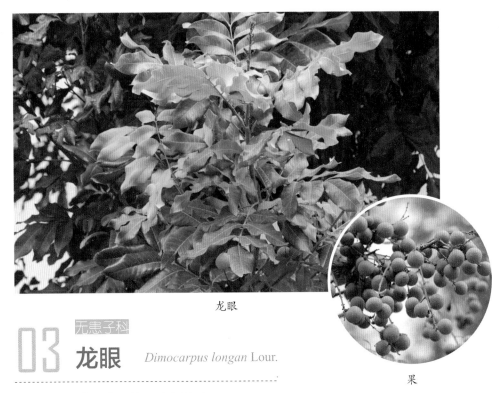

龙眼

果

03 龙眼 *Dimocarpus longan* Lour.

【别　　名】元肉、桂圆或龙眼干。

【识别特征】乔木，树皮暗灰色，粗糙，枝条灰褐色，密被褐色毛。

　　叶　偶数羽状复叶，互生，长15~20cm；小叶2~5对，常互生，革质，卵状披针形，先端短尖或钝，基部偏斜，全缘或波浪形，暗绿色，嫩时褐色，下面常粉绿色。

　　花　圆锥花序顶生或腋生；两性或单性花与两性花共存；花小，黄白色，被锈色星状小柔毛；花萼5深裂；花瓣5，匙形，内面有毛。花期3~4月。

　　果　球形，外皮黄褐色，粗糙，假种皮白色肉质，内有黑褐色种子1颗。果期7~9月。

【生长环境】多为栽培；生于热带和亚热带气候。主产于广西、福建及广东等地。

【药用部位】假种皮。

【性味功效】甘，温。补益心脾，养血安神。

【用法用量】内服：煎汤，9~15g；或熬膏、浸酒或入丸剂。

【药方选录】①治心血虚衰引起的失眠：龙眼肉、柏子仁、丹参各10g。水煎服。

　　　　　　②治贫血，心悸怔忡，自汗盗汗，神经衰弱：龙眼肉15g，莲子、芡实各20g，水煎服。

04 巴戟天 *Morinda officinalis* How

【别　　名】鸡肠风、黑藤钻、三角藤或巴戟。

【识别特征】攀缘藤本。根茎肉质肥厚，圆柱形，不规则断续膨大，呈念珠状，鲜时外皮白色，干时暗褐色，断面呈紫红色。茎有纵条棱，嫩枝有褐色粗毛。

　　　叶　单叶对生，长椭圆形，先端短渐尖，基部楔形或阔楔形，全缘，下面沿中脉上被短粗毛，叶缘常有稀疏短睫毛；叶柄具褐色粗毛；托叶鞘状。

　　　花　头状花序，花2~10朵，顶生或腋生；花萼倒圆锥状；花冠肉质白色。花期4~5月。

　　　果　浆果近球形，成熟后红色，顶端具宿存的筒状萼管。果期9~10月。

【生长环境】生于山谷或山林下。主产于广东、广西及福建等地。

【药用部位】根。

【性味功效】辛、甘，微温。补肾阳，壮筋骨，祛风湿。

【用法用量】内服：熬汤，3~10g；或入丸、散，浸酒或熬膏。

【药方选录】治风湿病，类风湿病，腰肌劳损脊椎及外伤（肾阳虚者）：巴戟天、熟地黄、当归、山茱萸、茯苓、续断各12g，杜仲、牛膝、白芍、五加皮、补骨脂、仙茅、淫羊藿各10g，青皮5g。水煎服。

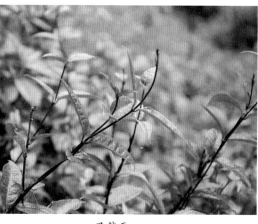

巴戟天

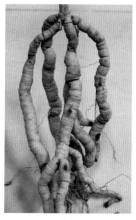

根

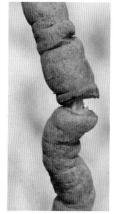

木心

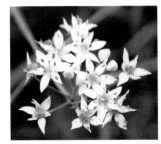
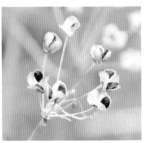

花　　　　　　　　　种子

05 韭菜

百合科

Allium tuberosum Rottb. ex Spreng.

【别　　名】韭子、韭菜仁或扁菜

【识别特征】草本，具特殊强烈气味。根茎横卧，生多数须根，有1~3个丛生的鳞茎，卵状圆柱形。

叶　基生；长线形，扁平，长10~27cm，宽1.5~9mm，先端锐尖，边缘粗糙，全缘，光滑无毛，深绿色。

花　伞形花序，顶生；花茎自叶丛抽出，长可达50cm，三棱形；总苞片膜质，白色；花被6裂，白色。花期6~7月。

果　蒴果倒心状三棱形。种子黑色，扁平，边缘具棱。果期7~9月。

【生长环境】全国各地均有栽培。

【药用部位】种子。

【性味功效】辛、甘，温。温补肝肾，壮阳固精。

【用法用量】内服：煎汤，3~9g。

【药方选录】①治腰酸，四肢发冷，畏寒等：韭菜子、当归、熟地、覆盆子、淫羊藿、川牛膝各12g，制首乌15g，菟丝子10g，水煎服。

②治阳虚肾冷，阳道不振，或腰膝冷疼，遗精梦泄：韭菜白240g，胡桃肉（去皮）60g。同芝麻油炒熟，每日1次，服1月。

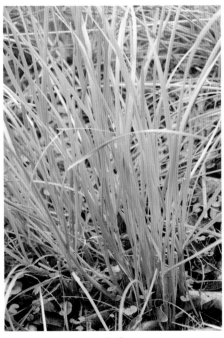

韭菜

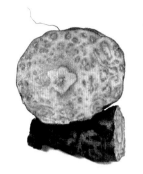

块根横断面

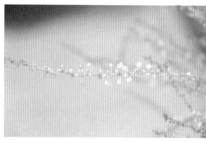

花

06 何首乌
蓼科

Polygonum multiflorum Thunb.

【别　　名】夜交藤、首乌、多花蓼或紫乌藤。

【识别特征】缠绕草本。块根肥大，外表红褐色至暗褐色。茎基部呈木质，中空。

　　　　叶　互生，具长柄，叶片狭卵形或心形，先端渐尖，基部心形或箭形，全
缘，两面均光滑无毛。托叶膜质，鞘状，褐色，抱茎。

　　　　花　花小，密聚成大形圆锥花序；小花梗具节，基部具膜质苞片；花被绿
白色，花瓣状，5裂，裂片倒卵形，大小不等，外侧3片背部有翅。花期10月。

　　　　果　瘦果椭圆形，具3棱，成熟时黑色，光亮，外包宿存花被。果期11月。

【生长环境】生于草坡、路边、山坡或灌木丛。主产于四川、广西及广东等地。

【药用部位】块根。

【性味功效】甘、苦、涩，微温。解毒，消痈，截疟，润肠通便。

【用法用量】内服：煎汤，3~6g；或熬膏、浸酒或入丸、散。

【药方选录】①治须发早白：制何首乌、生地黄、白芍、当归、菊花、牡丹皮各
9g，黑豆、黑芝麻各30g。水煎服。

②治肠燥便秘：何首乌、核桃仁、黑芝麻各60g，共为细末，每次服19g，每日3次。

【附　　注】①藤茎（夜交藤）：甘、微苦，平。养心安神，祛风通络。

②制首乌：苦、甘、涩，微温。补肝肾，益精血，乌须发，强筋骨，化浊降脂。

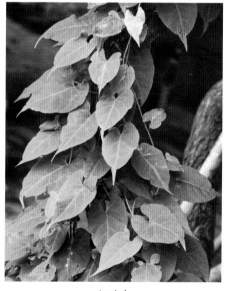

何首乌

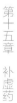

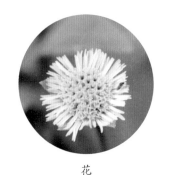
花

07 菊科
墨旱莲 *Eclipta prostrata* Linn.

【别　　名】鳢肠、旱莲草、墨斗草、墨菜或墨汁草。

【识别特征】草本。全株被白色粗毛。茎叶揉搓后有蓝黑色汁液流出。

叶　茎绿色或红褐色。叶对生，近无柄，线状矩圆形至披针形，基部楔形，先端短尖或钝，全缘或具齿，叶两面密被白色粗毛。

花　头状花序，腋生或顶生，具花梗；花托扁平，有线状鳞片，托上着生舌状花及管状花；舌状花雌性，白色。花期7~9月。

果　瘦果黄黑色，长椭圆形而扁，顶端秃净。果期9~10月。

【生长环境】生于路边、溪边或阴湿地上。主产于江西、广西及广东等地。

【药用部位】地上部分。

【性味功效】甘、酸，寒。滋补肝肾，凉血止血。

【用法用量】内服：煎汤，6~12g；或熬膏、捣汁或入丸、散。外用：捣敷或研末伤处。

【药方选录】①治肾虚须发早白：墨旱莲、制首乌、桑葚各30g，水煎服。

②治刀伤出血：鲜墨旱莲适量，捣烂敷伤处；干者研末，撒伤处。

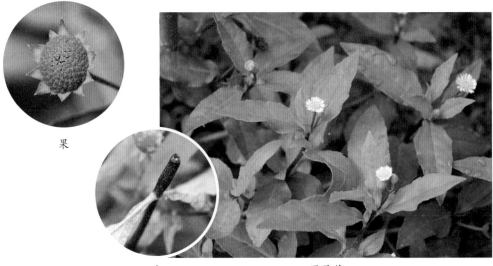

果

茎　　　　　　墨旱莲

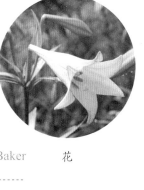
花

08 百合科 百合

Lilium brownii F. E. Brown var. *viridulum* Baker

【别　　名】野百合、喇叭筒、山百合或药百合。

【识别特征】草本。鳞茎球状，白色，肉质，先端常开放如荷花状，下部着生多数须根。茎直立，圆柱形，具褐紫色斑点。

叶　4~5列互生；无柄；叶片线状披针形至长椭圆状披针形，先端渐尖，基部渐狭，全缘或微波状，叶脉5条，平行。

花　花大，单生于茎顶；花梗长3~10cm；花被6片，乳白色或带淡棕色，倒卵形。花期6~8月。

果　蒴果长卵圆形，室间开裂，绿色；种子多数。果期9月。

【生长环境】生长于土壤深肥的林边或草丛中。主产于全国各地。

【药用部位】肉质鳞叶。

【性味功效】甘，寒。养阴润肺，清心安神。

【用法用量】内服：煎汤，6~12g；或蒸食或煮粥食。外用：捣敷。

【药方选录】①治肺热咳嗽，咽干口渴：百合30g，款冬花15g，水煎服。

②治干咳痰少，口干咽噪：百合30g，北沙参15g（亦可加款冬花10g）冰糖15g，水煎服，每日1剂。

【附　　注】花蕾：甘，微苦。润肺，清火，安神。

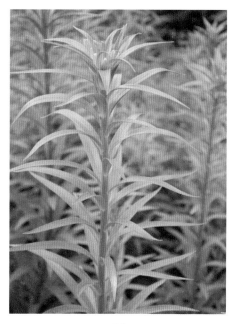
百合

09 兰科
铁皮石斛
Dendrobium officinale Kimura et Migo

【别　　名】铁皮兰、风斗或黑节草

【识别特征】茎圆柱形，多节。

叶　叶3~5，生于茎上部，无柄，长圆状披针形；叶鞘带肉质，灰色有紫斑，鞘口张开。

花　总状花序有花2~5朵，生于茎上部，花被淡黄绿色，唇瓣卵状披针形，近上部中央具圆形紫斑，近下部中间具绿色或黄色胼胝体。花期4~6月。

果　蒴果长圆形，具3棱。果期5~7月。

【生长环境】附生于潮湿岩石或树干。主产于安徽、浙江、福建及广西等地。

【药用部位】茎。

【性味功效】甘，微寒。益胃生津，滋阴清热。

【用法用量】内服：煎汤（久煎），6~12g（鲜者15~30g）；或熬膏或入丸、散。

【药方选录】①治热病后期，津伤口渴，咽干心烦：石斛、玉竹各15g，麦冬、北沙参、生地黄各10g。水煎服。

②治津液不足、口燥烦渴、肠燥便秘：石斛、麦冬各10g，生地黄、玄参各15g。水煎服。

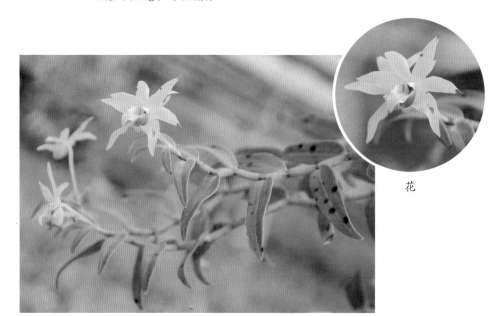

花

铁皮石斛

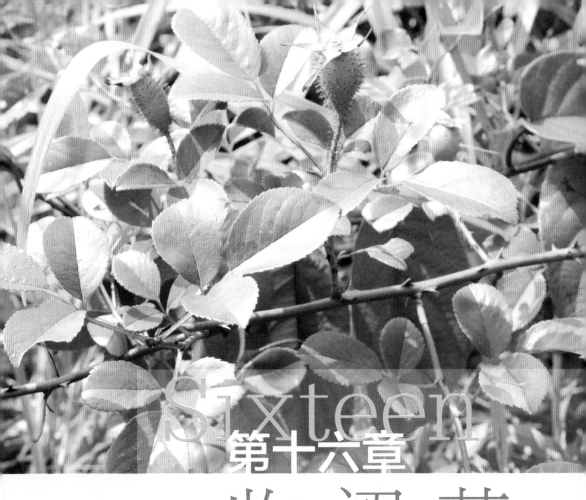

Sixteen

第十六章

收涩药

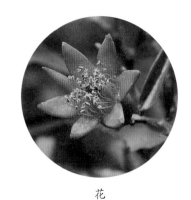

花

01 石榴科
石榴 *Punica granatum* Linn.

【别　　名】安石榴、酸石榴皮、酸榴或西榴。

【识别特征】灌木或乔木。树皮青灰色或淡黄绿色，具纵皱纹及横皮孔；幼枝近圆形或微四棱形，顶端常呈刺状，无毛。

　　叶　对生或簇生；叶柄短；叶片长圆状披针形，纸质，先端尖或微凹，基部渐狭，全缘，上面光亮。

　　花　单生或数朵顶生或腋生；花萼钟状，肉质而厚，红色，下部与子房合生，顶端5~8裂，外面具乳突状突起；花瓣红色，与萼片同数而互生。花期5~6月。

　　果　浆果近球形，淡黄褐色、淡黄绿色或带红色，果皮肥厚，先端具宿存花萼裂片。种子多数，钝角形，红色至乳白色。果期7~8月。

【生长环境】生于向阳山坡或栽培。全国各地均有分布。

【药用部位】果皮。

【性味功效】酸、涩，温。涩肠止泻，止血，驱虫。

【用法用量】内服：煎汤，3~9g；或入散剂。外用：煎水熏洗或研末调涂。

【药方选录】治婴幼儿腹泻：石榴皮、黄芩、白芍、山楂曲、云苓、干荷叶、炒二芽各6g，葛根4g。2日1剂，水煎服。

【附　　注】叶：酸、涩，温。收敛止泻，杀虫。

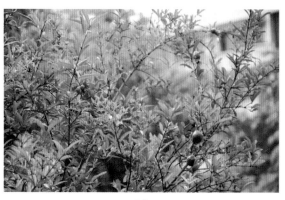

石榴

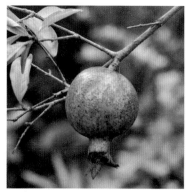

果

南方中草药识别与家庭应用

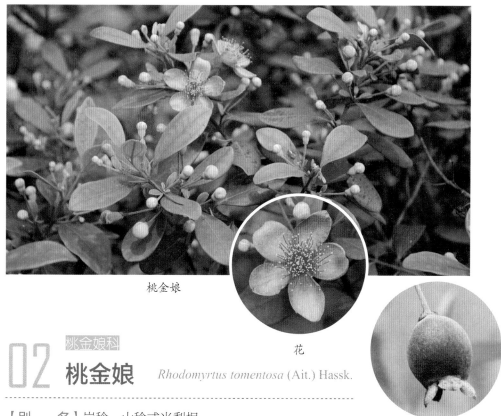

桃金娘

花

果

桃金娘科

02 桃金娘 *Rhodomyrtus tomentosa* (Ait.) Hassk.

【别　　名】岗稔、山稔或当梨根。

【识别特征】灌木。嫩枝具灰白色柔毛。

　　叶　单叶对生；叶片革质，椭圆形，先端圆钝，微凹入，有时稍尖，基部阔楔形，上面初时有毛，后无毛，发亮，下面具灰色茸毛，全缘；离基3出脉，直达先端且相结合。

　　花　聚伞花序腋生，具花2~3朵；苞片叶状，萼5裂，花瓣5，紫红色。花期4~5月。

　　果　浆果卵状壶形，成熟时紫黑色；种子多数，每室2列。果期7~9月。

【生长环境】生于丘陵坡地。为酸性土指示植物。主产于福建、广东及广西等地。

【药用部位】果实。

【性味功效】甘、涩，平。涩肠固精，养血止血。

【用法用量】内服：煎汤，6~15g，鲜品15~30g；或浸酒。

【药方选录】治肺结核咳血：桃金娘花6~12g，水煎服。实热便秘者忌用。

【附　　注】①根：为理气药。甘、微涩，平。舒肝通络，止痛。

　　　　　　②花：甘、涩，平。收敛止血。

03 金樱子

蔷薇科

Rosa laevigata Michx.

【别　　名】糖罐子、刺头、金壶瓶、倒挂金钩或刺梨子。

【识别特征】攀缘灌木。茎红褐色，有倒钩状皮刺和刺毛。

叶　三出复叶互生；叶柄长具褐色腺点细刺；小叶革质，椭圆状卵圆形，叶柄及小叶下面中脉上无刺或有疏刺；托叶中部以下与叶柄合生，分离部分呈线状披针形。

花　花单生于侧枝顶端；花梗及萼筒外面均密被刺毛；萼片5；花瓣5，白色。花期4~6月。

果　蔷薇果熟时红色，梨形，外有刚毛，内有多数瘦果。果期7~11月。

【生长环境】生于向阳山野或田边灌丛。主产于福建、广东及广西等地。

【药用部位】果实。

【性味功效】酸、甘、涩，平；无毒。固精缩尿，固崩止带，涩肠止泻。

【用法用量】内服：煎汤，6~12g；或入丸、散或熬膏。

【药方选录】①治疗肾虚遗精：金樱子、芡实各等分，制成丸药，每次服9g，每日2次。

②治疗心肾不足、尿频、遗精：金樱子、沙苑子、山药各12g，龙骨15g，车前子9g。水煎服，每日3次。

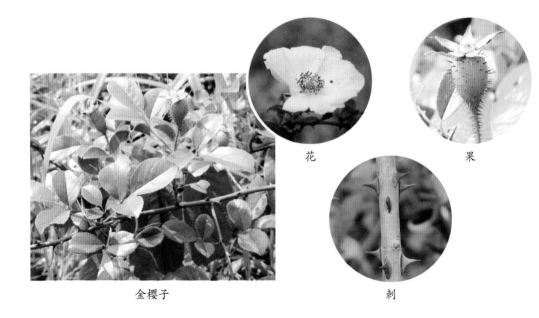

花

果

金樱子

刺

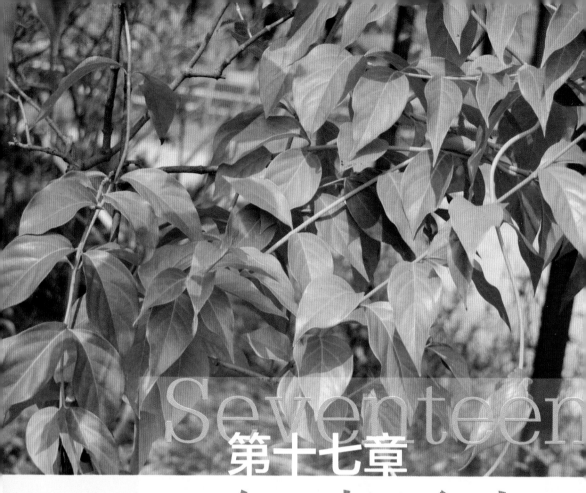

第十七章

解毒杀虫
燥湿止痒药

01 马钱科

断肠草 *Gelsemium elegans* (Gardn. et Champ.) Benth.

【别　　名】毒根、黄藤或大茶药。

【识别特征】藤本。枝光滑，幼枝具细纵棱。

　　　叶　单叶对生；具短柄；叶片卵状长圆形至卵状披针形，先端渐尖，基部楔形或近圆形，全缘。

　　　花　聚伞花序顶生，三叉分枝；苞片2，短三角形；萼片5；花小，黄色，花冠漏斗形，先端5裂，内有淡红色斑点。花期5~11月。

　　　果　蒴果卵状椭圆形，下垂，基部具宿萼，果皮薄革质。种子具刺状突起，边缘及翅。果期7月至翌年2月。

【生长环境】生于向阳山坡、路边草丛或灌丛。主产于福建、广东及广西等地。

【药用部位】全株。

【性味功效】苦、辛，温；有大毒。攻毒拔毒，散瘀止痛，杀虫止痒。

【用法用量】外用：适量，捣敷；或研末调敷；或煎水洗。

【药方选录】①治疗癣：断肠草、白芷、青黛、五倍子、枯矾、马前子、蛇蜕各6g，梅片1.2g，松香、雄黄各4.5g分。共为细末，以蜡油熔化和药膏贴之。

　　　　　　②治痈疮肿毒：生断肠草120g，黄糖15g。共捣敷患处。

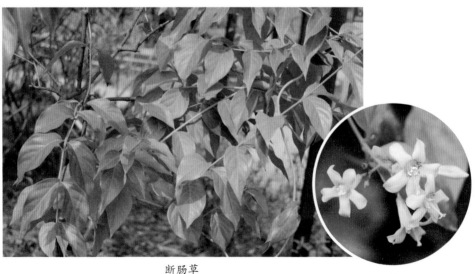

断肠草

花

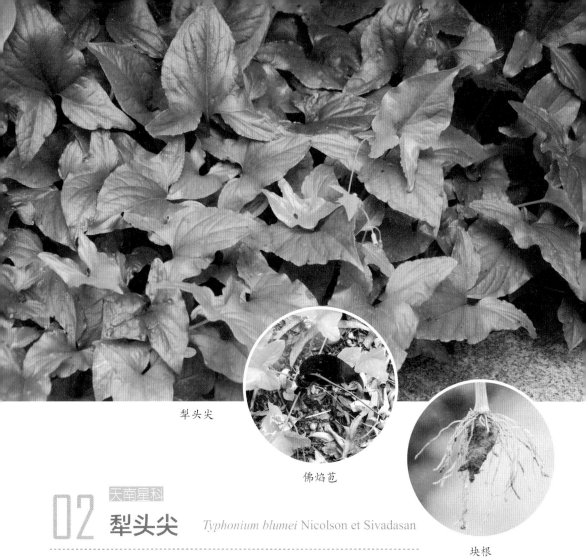

犁头尖

佛焰苞

块根

02 犁头尖 *Typhonium blumei* Nicolson et Sivadasan

【别　　名】土半夏、犁头半夏或独脚莲。

【识别特征】草本。块茎近球形。

　　　　叶　具长柄；戟形或深心状戟形，先端渐尖，基部裂片卵状披针形至矩圆
　　　　　　形，广歧，全缘或近3裂。

　　　　花　花序从叶腋抽出，直立；佛焰苞管部绿色，檐部外面绿紫色，内面深
　　　　　　紫色；肉穗花序无柄；附属物鼠尾状。花期5~7月。

　　　　果　浆果倒卵形。

【生长环境】生于地边、田头、草坡或石隙。长江以南均有分布。

【药用部位】全草或块茎。

【性味功效】辛、苦，温。有毒。解毒消肿，散结，止血。

【用法用量】外用：捣敷或磨涂。

【药方选录】①治跌打损伤：鲜犁头尖全草适量，加黄酒少许，捣烂敷患处。
　　　　　　②治瘰疬：犁头草适量，生盐少许，共捣烂，敷患处。

第十七章　解毒杀虫燥湿止痒药

163

03 魔芋 *Amorphophallus rivieri* Durieu

天南星科

【别　　名】蒟蒻、花伞把、蛇头草根或星芋。

【识别特征】草本。块茎扁球形，顶部中央下凹，暗红褐色，周围生多数肉质根及纤维状须根。

叶　叶柄长45~150cm，黄绿色，光滑，具绿褐色或白色斑；基部膜质鳞片2~3，披针形；叶片绿色，3裂，1次裂片具50cm长柄，二歧分裂，2次裂片二回羽状分裂；侧脉多数，纤细，平行，近边缘联结为集合脉。

花　花序柄长50~70cm，色泽同叶柄；佛焰苞漏斗状，长20~30cm，苍绿色，杂以暗绿色斑块；肉穗花序长于佛焰苞。花期4~6月。

果　浆果球形或扁球形，成熟时黄绿色。果期8~9月。

【生长环境】生于疏林下、林缘或溪谷两旁湿润地。长江以南各地均有分布。

【药用部位】块茎。

【性味功效】辛、苦，寒。有毒。化痰消积，解毒散结，行瘀止痛。

【用法用量】内服：煎汤，9~15g（需久煎2小时以上）。外用：适量，捣敷；或磨醋涂。

【药方选录】治痰多咳嗽（痰热型）：百合30g，魔芋、银耳、竹沥各20g，甘草10g。水煎服。

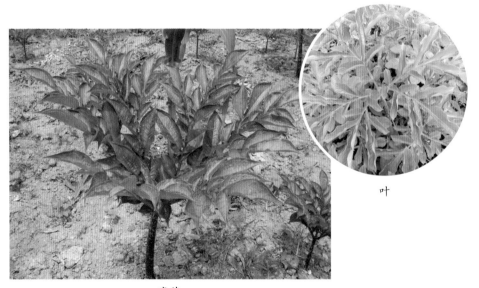

叶

魔芋

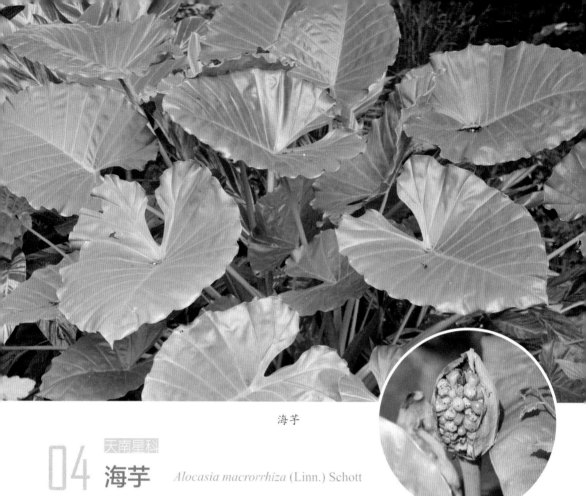

海芋

04 天南星科 海芋
Alocasia macrorrhiza (Linn.) Schott

果

- -

【别　　名】痕芋头、广东狼毒或野芋头。

【识别特征】草本。根茎粗肉质壮。

　　叶　箭状阔卵形，极大，长30~90cm，宽20~60cm，全缘或微呈波状，侧
　　　　脉约9~12对，粗而明显；叶柄粗壮，螺旋状排列，长60~90cm，下部粗大，
　　　　抱茎。

　　花　单性，雌雄同株；花序柄粗壮，每一叶腋内约有2个；佛焰苞粉绿
　　　　色，苞片舟状，绿黄色，先端锐尖；肉穗花序短于佛焰苞。花期：5~9月。

　　果　浆果红色。果期6~9月。

【生长环境】生于山野间。主产于广东、广西及四川等地。

【药用部位】根状茎。

【性味功效】辛、涩，寒。有毒。清热解毒，行气止痛，散结消肿。

【用法用量】内服：煎汤（须久煎），3~9g（鲜者15~30g），（切片与大米同炒
　　　　至米焦后加水煮至米烂，去渣）。外用：焙贴、煨热擦或捣敷。

【药方选录】治感冒暑气，头痛身倦：海芋根用湿纸封，煨热之，擦头额及腰脊、
　　　　前后心、手弯脚弯，可令人遍身顺适。

第十七章　解毒杀虫燥湿止痒药

165